U0741782

临床实习医师手册

何 坪 凌 斌 主编

中国健康传媒集团
中国医药科技出版社

内容提要

本书为临床实习医师手册，主要介绍各系统常见病、多发病的临床表现、诊断要点、辅助检查、治疗原则等。重点突出，针对性强，目的是为了指导临床实习医师的临床实践，提高执业医师资格考试的通过率。

本书供临床实习医师及初级医务工作者学习使用。

图书在版编目（CIP）数据

临床实习医师手册/何坪，凌斌主编 . —北京：中国医药科技出版社，2019.5

ISBN 978 – 7 – 5214 – 1035 – 8

Ⅰ. ①临… Ⅱ. ①何… ②凌… Ⅲ. ①临床医学 – 手册 Ⅳ. ①R4 – 62

中国版本图书馆 CIP 数据核字（2019）第 050132 号

美术编辑 陈君杞

出版	中国健康传媒集团 | 中国医药科技出版社
地址	北京市海淀区文慧园北路甲 22 号
邮编	100082
电话	发行：010 – 62227427 邮购：010 – 62236938
网址	www. cmstp. com
规格	787 × 1092mm $^1/_{32}$
印张	8 $^1/_2$
字数	341 千字
版次	2019 年 5 月第 1 版
印次	2021 年 10 月第 3 次印刷
印刷	三河市百盛印装有限公司
经销	全国各地新华书店
书号	ISBN 978 – 7 – 5214 – 1035 – 8
定价	**28.00 元**

获取新书信息、投稿、为图书纠错，请扫码联系我们。

编委会

主　编　何　坪　凌　斌

副主编　谭　丽　王志虹　王　文
　　　　梁　栋　李　华

编　者　(以姓氏笔画为序)

　　　　王　文 (九龙坡医院)

　　　　王　旭 (重庆医药高等专科学校)

　　　　王　丽 (九龙坡医院)

　　　　王　剑 (九龙坡医院)

　　　　王代娟 (陈家桥医院)

　　　　王志虹 (重庆医药高等专科学校)

　　　　文传芳 (九龙坡医院)

　　　　尹鲁强 (璧山医院)

　　　　田福华 (九龙坡医院)

　　　　付世全 (江津医院)

　　　　冯定奇 (璧山医院)

　　　　成撒诺 (重庆医药高等专科学校)

　　　　向德兵 (江津医院)

　　　　刘　伟 (九龙坡医院)

　　　　刘　俊 (陈家桥医院)

　　　　刘　彦 (重庆医药高等专科学校)

　　　　牟　江 (江津医院)

　　　　杜云峰 (陈家桥医院)

杨　皓（九龙坡医院）

李　华（江津医院）

李　锋（江津医院）

李　斌（江津医院）

李建成（九龙坡医院）

李晓佳（九龙坡医院）

李雪涛（重庆医药高等专科学校）

李震寒（重庆医药高等专科学校）

邱发祥（江津医院）

邱昌福（江津医院）

何　坪（重庆医药高等专科学校）

何　怡（璧山医院）

余　凤（陈家桥医院）

张　艳（重庆医药高等专科学校）

张　琴（重庆医药高等专科学校）

张远顺（九龙坡医院）

张孝华（江津医院）

张作文（江津医院）

陈　权（陈家桥医院）

陈　丽（江津医院）

陈　晓（九龙坡医院）

陈　静（九龙坡医院）

陈永红（陈家桥医院）

陈吉刚（重庆医药高等专科学校）

林　可（陈家桥医院）

罗　彬（重庆医药高等专科学校）

周　钢（江津医院）

周　谧（重庆医药高等专科学校）

周　源（重庆医药高等专科学校）

周　霞（九龙坡医院）

周长青（璧山医院）

赵光荣（璧山医院）

秦　琴（重庆医药高等专科学校）

袁　进（江津医院）

桂　楷（陈家桥医院）

夏庆第（璧山医院）

夏　爽（陈家桥医院）

徐　东（陈家桥医院）

唐孝琴（陈家桥医院）

凌　斌（重庆医药高等专科学校）

凌雅韵（陈家桥医院）

陶才莉（璧山医院）

曹延容（九龙坡医院）

梁　栋（璧山医院）

梁万明（九龙坡医院）

彭　景（九龙坡医院）

彭彩碧（九龙坡医院）

蒋　凤（九龙坡医院）

舒昌惠（九龙坡医院）

廖　强（江津医院）

谭　丽（重庆医药高等专科学校）

前　言

　　本书主要概括各器官系统常见病、多发病的临床表现、诊断要点、诊治原则。内容条理清晰，重点突出，具有系统性、实用性、针对性和指导性。其目的是为了指导学生的临床实践，提高执业医师资格考试通过率。全书共有十三章，包括呼吸系统疾病、心血管系统疾病、消化系统疾病、泌尿系统疾病、女性生殖系统疾病、血液系统疾病、内分泌与代谢性疾病、神经系统疾病、运动系统疾病、风湿免疫性疾病、儿科疾病、传染病等。本书内容实用，便于携带，可作为实习医师的工具书，也可供医学生、初级医务工作者参考使用。

　　鉴于编者水平有限，书中疏漏及不足之处在所难免，敬请同行专家和广大读者批评指正。

编　者

2019 年 2 月

目录
Contents

第一章 呼吸系统疾病

第一节 慢性阻塞性肺疾病

【概述】

慢性阻塞性肺疾病（chronic obstructive pulmonary disease，COPD）是一种常见的以持续呼吸道症状和气流受限为特征的可以预防和治疗的疾病，通常与有害颗粒或气体的显著暴露引起的气道和（或）肺泡异常有关。最常见的症状包括呼吸困难、咳嗽和（或）咳痰。这些症状可能未被患者报告。

【临床表现】

（一）症状

起病缓慢、病程较长。主要症状如下。

1. 慢性咳嗽　随病程发展可终身不愈。常晨间咳嗽明显，夜间有阵咳或排痰。

2. 咳痰　一般为白色黏液或浆液性泡沫痰，偶可带血丝，清晨排痰较多。急性发作期痰量增多，可有脓性痰。

3. 气短或呼吸困难　早期在劳累时出现，后逐渐加重，以致在日常活动甚至休息时也感到气短，是 COPD 的标志性症状。

4. 喘息和胸闷　部分患者特别是重度患者或急性加重时出现喘息、胸闷。

5. 其他　晚期患者有食欲减退、体重下降等。

（二）体征

早期体征可无异常，随疾病进展出现以下体征。

1. 视诊 胸廓前后径增大，肋间隙增宽，剑突下胸骨下角增宽，称为桶状胸。部分患者呼吸变浅，频率增快，严重者可有缩唇呼吸等。

2. 触诊 双侧语颤减弱。

3. 叩诊 肺部过清音，心浊音界缩小，肺下界和肝浊音界下降。

4. 听诊 两肺呼吸音减弱，呼气延长，部分患者可闻及湿啰音和（或）干啰音。

【诊断要点】 主要根据吸烟等高危因素史、症状、体征及肺功能检查等综合分析确定。持续性气流受限是 COPD 诊断的必备条件。吸入支气管舒张药后 FEV_1/FVC <70% 可确定为不完全可逆性气流受限。

根据 FEV_1/FVC、FEV_1% 预计值和症状可对 COPD 的严重程度做出分级。FEV_1% 预计值：极重度 <30% ≤重度 <50% ≤中度 <80% ≤轻度。

COPD 病程分期：急性加重期（慢性阻塞性肺疾病急性加重）指在疾病过程中，短期内咳嗽、咳痰、气短和（或）喘息加重，痰量增多，呈脓性或黏液脓性，可伴发热等症状，稳定期则指患者咳嗽、咳痰、气短等症状稳定或症状较轻。

【治疗原则】

（一）急性加重期治疗

1. 确定急性加重期的原因及病情严重程度 最多见的急性加重原因是病毒或细菌感染，根据病情严重程度决定门诊治疗或住院治疗。

2. 支气管舒张药 推荐单用短效 $β_2$ 受体激动剂，联用或不联用短效抗胆碱能药物，为 AECOPD 初始治疗的支气管扩张剂。一般采用气管吸入装置或雾化器。

3. 低流量吸氧（氧疗）　调节氧流量以改善患者低氧血症，保证氧饱和度在 88%～92% 为目标。发生低氧血症者可鼻导管吸氧，或通过面罩吸氧。鼻导管给氧时，吸入的氧浓度与给氧流量有关，估算公式为吸入氧浓度（%）= 21 + 4 × 氧流量（L/min）。一般吸入氧浓度为 28%～30%，应避免吸入氧浓度过高引起二氧化碳潴留。

4. 抗生素　当患者呼吸困难加重，咳嗽伴痰量增加、有脓性痰时，应根据患者所在地常见病原菌类型及药物敏感情况积极选用抗生素治疗。如给予 β - 内酰胺类或 β - 内酰胺酶抑制剂；第二代头孢菌素、大环内酯类或喹诺酮类。较重者可应用第三代头孢菌素如头孢曲松钠 2.0g 加于生理盐水中静脉滴注，每天 1 次。住院患者当根据疾病严重程度和预计的病原菌更积极的给予抗生素，一般多静脉滴注给药。如果找到确切的病原菌，根据药敏结果选用抗生素。

5. 糖皮质激素　推荐应用泼尼松每天 40g 治疗 5 天，口服激素与静脉应用激素疗效相当。

6. 祛痰剂

7. 机械通气　并发较严重呼吸衰竭者可使用机械通气治疗。

如患者有呼吸衰竭、肺源性心脏病、心力衰竭，给予相应治疗。

（二）稳定期治疗

1. 教育和劝导患者戒烟　因职业或环境粉尘、刺激性气体所致者，应脱离污染环境。

2. 支气管舒张药　包括短期按需应用以暂时缓解症状，及长期规则应用以减轻症状。

（1）β_2 受体激动剂　主要有沙丁胺醇（salbutamol）气雾剂，每次 100～200μg（1～2 喷），定量吸入，疗效持续

4~5 小时，每 24 小时不超过 8~12 喷。特布他林（ter-butaline）气雾剂亦有同样作用。可缓解症状，尚有沙美特罗（salmeterol）、福莫特罗（formoterol）等长效 β_2 受体激动剂，每日仅需吸入 2 次。

（2）抗胆碱能药　主要为异丙托溴铵（ipratropium）气雾剂，定量吸入，起效较沙丁胺醇慢，持续 6~8 小时，每次 40~80μg，每天 3~4 次。长效抗胆碱药有噻托溴铵（tiotropium bromide）选择性作用于 M_1、M_3 受体，每次吸入 18μg，每天 1 次。

（3）茶碱类　茶碱缓释片，0.2g，每 12 小时 1 次；氨茶碱（aminophylline），0.1g，每天 3 次。

3. 祛痰药

4. 糖皮质激素　对重度和极重度患者（Ⅲ级和Ⅳ级），反复加重的患者，有研究显示长期吸入糖皮质激素与长效 β_2 受体激动剂联合制剂，可增加运动耐量、减少急性加重发作频率、提高生活质量，甚至有些患者的肺功能得到改善。目前常用剂型有沙美特罗加氟替卡松、福莫特罗加布地奈德。

5. 长期家庭氧疗（LTOT）　低流量吸氧（2L/min）。氧疗指征：①$PO_2 \leqslant 55mmHg$ 或 $SaO_2 \leqslant 88\%$ 伴或不伴有在 3 周内出现两次高碳酸血症；②PO_2 在 55~60mmHg 之间或 SaO_2 为 88%，患者出现肺动脉高压、外周水肿或真性红细胞增多症。

6. 康复治疗

第二节　支气管哮喘

【概述】

支气管哮喘（bronchial asthma），简称哮喘，是由多种细胞（如嗜酸性粒细胞、肥大细胞、T 淋巴细胞、中性粒细胞、气道上皮细胞等）和细胞组分参与的气道慢性炎症性疾病。

【临床表现】

（一）症状

哮喘为发作性伴有哮鸣音的呼气性呼吸困难或发作性胸闷和咳嗽。严重者被迫采取坐位或呈端坐呼吸，干咳或咳大量白色泡沫痰，甚至出现发绀等，有时咳嗽可为唯一症状（咳嗽变异型哮喘）。哮喘症状可在数分钟内发作，经数小时至数天，用支气管舒张药或自行缓解。某些患者在缓解数小时后可再次发作。在夜间及凌晨发作和加重常是哮喘的特征之一。有些青少年，其哮喘症状表现为运动时出现胸闷、咳嗽和呼吸困难（运动性哮喘）。

（二）体征

发作时胸部呈过度充气状态，有广泛的哮鸣音，呼气音延长。但在轻度哮喘或非常严重哮喘发作时，哮鸣音可不出现。心率增快、奇脉、胸腹反常运动和发绀常出现在严重哮喘患者中。非发作期体检可无异常。

【诊断要点】

诊断标准：

1. 反复发作喘息、气急、胸闷或咳嗽，多与接触变应原、冷空气、物理或化学性刺激、病毒性上呼吸道感染、运动等有关。

2. 发作时在双肺可闻及散在或弥漫性、以呼气相为主的哮鸣音，呼气相延长。

3. 上述症状可经治疗缓解或自行缓解。

4. 除外其他疾病所引起的喘息、气急、胸闷和咳嗽。

5. 临床表现不典型者（如无明显喘息或体征）应有下

列三项中至少一项阳性。①支气管激发试验或运动试验阳性。②支气管舒张试验阳性。③昼夜 PEF 变异率≥20%。

符合 1~4 条或 4、5 条者，可以诊断为支气管哮喘。

支气管哮喘的分期及控制水平分级：

支气管哮喘可分为急性发作期和非急性发作期。

【治疗原则】

目前尚不能根治，但长期规范化治疗可使哮喘症状得到控制，减少复发乃至不发作。长期使用最少量或不用药物能使患者活动不受限制，并能与正常人一样生活、工作和学习。

（一）确定并脱离变应原

部分患者能找到引起哮喘发作的变应原或其他非特异刺激因素，立即使患者脱离变应原的接触是防治哮喘最有效的方法。

（二）药物治疗

治疗哮喘药物主要分为两类。

1. 缓解哮喘发作　此类药物主要作用为舒张支气管，故也称支气管舒张药。

（1）β_2 肾上腺素受体激动剂（简称 β_2 受体激动剂）β_2 受体激动剂主要通过激动呼吸道的 β_2 受体，激活腺苷酸环化酶，使细胞内的环磷酸腺苷（cAMP）含量增加，游离 Ca^{2+} 减少，从而松弛支气管平滑肌，是控制哮喘急性发作的首选药物。常用的短效 β 受体激动剂有沙丁胺醇（salbutamol）、特布他林（terbutaline）和非诺特罗（fenoterol），作用时间为 4~6 小时。长效 β_2 受体激动剂有福莫特罗（formoterol）、沙美特罗（salmeterol）及丙卡特罗（procaterol），作用时间为 10~12 小时。长效 β_2 受体激动剂尚具有一定的抗气道炎症，增强黏液–纤毛运输功能的作用。

不主张长效 β_2 受体激动剂单独使用，须与吸入激素联合应用。但福莫特罗可作为应急缓解气道痉挛的药物。

（2）抗胆碱药 吸入抗胆碱药如异丙托溴铵（ipratropine bromide），为胆碱能受体（M 受体）拮抗剂，可以阻断节后迷走神经通路，降低迷走神经兴奋性而起舒张支气管作用，并有减少痰液分泌的作用。与 β_2 受体激动剂联合吸入有协同作用，尤其适用于夜间哮喘及多痰的患者。

（3）茶碱类 茶碱类除能抑制磷酸二酯酶，提高平滑肌细胞内的 cAMP 浓度外，还能拮抗腺苷受体；刺激肾上腺分泌肾上腺素，增强呼吸肌的收缩；增强气道纤毛清除功能和抗炎作用。茶碱类药物是目前治疗哮喘的有效药物。茶碱与糖皮质激素合用具有协同作用。

茶碱的主要不良反应为胃肠道症状（恶心、呕吐）、心血管症状（心动过速、心律失常、血压下降）及尿多，偶可兴奋呼吸中枢，严重者可引起抽搐乃至死亡。最好在用药中监测血浆氨茶碱浓度，其安全有效浓度为 6~15μg/ml。发热、妊娠、小儿或老年，患有肝、心、肾功能障碍及甲状腺功能亢进者慎用。合用西咪替丁（甲氰咪胍）、喹诺酮类、大环内酯类药物可影响茶碱代谢而使其排泄减慢，应减少用药量。

2. 控制或预防哮喘发作 此类药物主要治疗哮喘的气道炎症，又称抗炎药。

（1）糖皮质激素 由于哮喘时病理基础是慢性非特异性炎症，糖皮质激素是当前控制哮喘发作最有效的药物。主要作用机制是抑制炎症细胞的迁移和活化；抑制细胞因子的生成；抑制炎症介质的释放；增强平滑肌细胞 β_2 受体的反应性。糖皮质激素可分为吸入、口服和静脉用药。

（2）LT 调节剂 通过调节 LT 的生物活性而发挥抗感

染作用，同时具有舒张支气管平滑肌。可以作为轻度哮喘的一种控制药物的选择。常用药物有孟鲁司特（montelukast）10mg，每天 1 次；或扎鲁司特（zafirlukast）20mg，每天 2 次，不良反应通常较轻微，主要是胃肠道症状，少数有皮疹、血管性水肿、转氨酶升高，停药后可恢复正常。

（3）其他药物　酮替酚（ketotifen）和新一代组胺 H_1 受体拮抗剂阿司咪唑、曲尼斯特、氯雷他定对轻症哮喘和季节性哮喘有一定效果，也可与 β_2 受体激动剂联合用药。

（三）急性发作期的治疗

急性发作的治疗目的是尽快缓解气道阻塞，纠正低氧血症，恢复肺功能，预防进一步恶化或再次发作，防止并发症。一般根据病情的分度进行综合性治疗。

1. 轻度　每天定时吸入糖皮质激素（200 ~ 500μg BDP），出现症状时吸入短效 β_2 受体激动剂，可间断吸入。效果不佳时可加用口服 β_2 受体激动剂控释片或小量茶碱控释片（200mg/d），或加用抗胆碱药如异丙托溴铵气雾剂吸入。

2. 中度　吸入剂量一般为每天 500 ~ 1000μg BDP；规则吸入 β_2 受体激动剂或联合抗胆碱药吸入或口服长效 β_2 受体激动剂。亦可加用口服 LT 调节剂，若不能缓解，可持续雾化吸入 β_2 受体激动剂（或联合用抗胆碱药吸入）或口服糖皮质激素（<60mg/d）。必要时可用氨茶碱静脉注射。

3. 重度至危重度　持续雾化吸入 β_2 受体激动剂或合并抗胆碱药；或静脉滴注氨茶碱或沙丁胺醇。加用口服 LT 拮抗剂。静脉滴注糖皮质激素如琥珀酸氢化可的松或甲泼尼龙或地塞米松（剂量见前）。待病情得到控制和缓解后（一般 3 ~ 5 天），改为口服给药。注意维持水、电解质平衡，纠正酸碱平衡失调，当 pH <7.20 时且合并代谢性酸中

毒时,应适当补碱;可给予氧疗,如病情恶化缺氧不能纠正时,进行无创通气或插管机械通气。若并发气胸,在胸腔引流气体下仍可机械通气。此外应预防下呼吸道感染。

(四)免疫疗法

免疫疗法分为特异性和非特异性两种,前者又称脱敏疗法或减敏疗法。由于有 60% 的哮喘发病与特异性变应原有关,采用特异性变应原(如螨、花粉、猫毛等)定期反复皮下注射,剂量由低至高,以产生免疫耐受性,使患者脱(减)敏。例如采用标化质量(standard quality,SQ)单位的变应原疫苗,起始浓度为 100SQ U/ml,每周皮下注射一次,15 周达到维持量,治疗 1～2 年,若治疗反应良好,可坚持 3～5 年。脱敏治疗的局部反应发生率为 5%～30%(皮肤红肿、风团、瘙痒等),全身反应包括荨麻疹、结膜炎、鼻炎、喉头水肿、支气管痉挛以及过敏性休克等,有个别报道死亡者(死亡率 1/10 万以下),因而脱敏治疗需要在有抢救措施的医院进行。

非特异性疗法,如注射卡介苗、转移因子、疫苗等生物制品抑制变应原反应的过程,有一定辅助的疗效。目前采用基因工程制备的人工重组抗 IgE 单克隆抗体治疗中、重度变应性哮喘,已取得较好效果。

第三节 肺　炎

【概述】

肺炎(pneumonia)是指肺实质的炎症,可由多种病原体微生物、理化因子、免疫损伤、过敏因素等引起,其中以感染最常见,是呼吸系统的常见病,也是临床上最为常见的感染性疾病之一。

肺炎链球菌肺炎

【临床表现】

常因受凉、淋雨、过度疲劳、醉酒或上呼吸道病毒感染等因素被诱发。

（一）症状

典型症状为急性起病，寒战、高热，咳嗽、咳黏液脓性痰，典型者咳铁锈色痰。肺炎常累及胸膜，此时有患侧胸膜性胸痛，若下叶肺炎累及膈胸膜可有上腹痛，酷似急腹症。若病变范围广泛，可引起气急和发绀。部分患者有呕吐、腹胀、腹泻等消化道症状，发生严重感染的患者可出现神志模糊、烦躁不安、昏迷等。少数患者早期伴发休克（休克性肺炎）。本病自然病程大致 1～2 周，发病 5～10 天体温可减退。若使用有效抗菌药物可使体温在 1～3 天内恢复正常，病情好转。

（二）体征

急性热病面容，两颊绯红，可出现口周单纯性疱疹，早期肺部可无明显异常体征或仅有病变部位呼吸音减弱和湿啰音。肺实变范围较大时有典型肺实变体征，病变侧呼吸活动度减弱，叩诊浊音，语颤增强和病理性支气管呼吸音。

【诊断要点】

根据以下特征可做出临床诊断：①急性起病，有寒战、高热、咳嗽、咳铁锈色痰，胸痛等症状；②体检有肺实变体征或细湿啰音；③血白细胞总数和中性粒细胞计数增高；④X线检查显示叶、段分布的炎性实变阴影。

痰液细菌学检查可确定病原菌，做出病因诊断。

【治疗原则】

（一）抗生素治疗

一经诊断应立即给予抗生素治疗，青霉素为首选。剂量、给药途径视病情而定。轻症用 80 万 U，每天肌内注射 3 次；重症加大剂量分次静脉滴注。对青霉素过敏者，轻症可改用红霉素、阿奇霉素，重症用第一代或第二代头孢菌素。抗生素治疗疗程一般为 5 ~ 7 天，或在退热后 3 天停药。

（二）对症治疗

重症患者呼吸困难、$PaO_2 < 8kPa$（60mmHg）者应给予氧疗，高热或失水者应静脉补液，纠正水电解质的紊乱。

（三）感染性休克的治疗

积极控制感染，给予补充血容量、纠正酸中毒、调整血管舒缩功能、消除血细胞聚集以防止微循环淤滞，以及维护重要脏器的功能等。

葡萄球菌肺炎

【临床表现】

起病多急骤，伴寒战、高热（呈稽留热型）、大汗淋漓、全身肌肉关节酸痛、体质衰弱、精神萎靡等明显毒血症状，咳嗽，咳大量脓性或脓血性痰，胸痛、呼吸困难和发绀亦较常见，病情严重者可早期出现周围循环衰竭。医院内感染者通常起病较隐袭，体温逐渐上升、咳少量脓痰。体检：早期无特殊体征，其后出现两肺散在湿啰音，病变融合则呈肺实变体征（如叩诊呈浊音，呼吸音减弱或消失）。血源性感染者呼吸系统症状常不明显。

【诊断要点】

1. 全身毒血症状、咳嗽、咳脓血痰。

2. 白细胞计数增高，中性粒细胞比例增加、核左移并有中毒颗粒。

3. 痰检或血培养有革兰阳性球菌，尤其是白细胞内有吞噬的球菌。

4. X 线表现肺部片状阴影，可伴有空洞及液平，病灶有多变、多样和易变的特征。

【治疗原则】

1. 一般治疗 同肺炎链球菌肺炎，尤其应加强支持疗法。

2. 控制感染 用药前尽早送痰（血）培养及药敏试验，以利选用有效抗菌药。多数金黄色葡萄球菌尤其医院内感染者均对青霉素耐药，故宜选用耐青霉素酶的 β - 内酰胺类抗菌药物，如苯唑西林、萘夫西林、头孢唑啉、头孢拉定静脉滴注，可联合应用氨基糖苷类、氟喹诺酮类抗菌药物；住院患者若疑似医院获得性葡萄球菌肺炎，首选糖肽类抗菌药如万古霉素、去甲万古霉素、替考拉宁等。疗程一般 4 周以上。

3. 引流排脓 并发深部脓肿、脓胸或其他部位积脓者应尽早引流排脓。

第四节　肺结核

【概述】

肺结核（pulmonary tuberculosis）是结核分枝杆菌引起的肺部慢性传染病。肺结核的排菌患者是传染源。

【临床表现】

（一）症状

多数患者起病缓慢，常有低热（常为午后低热）、盗汗、乏力、食欲减退、体重下降等全身症状，呼吸系统症状为咳嗽（多为干咳或咳少量黏液痰）、咯血、胸痛及呼吸困难。急性发病如Ⅱ型（急性）、干酪型肺炎、Ⅳ型结核可有高热、头痛、腹痛、腹胀等症状。胸痛可为IV型结核首发或主要症状。女性患者可有月经失调、闭经等。

（二）体征

可无阳性体征或仅在锁骨上下、肩胛间区闻及湿啰音。肺实变范围大而浅表者，叩诊呈浊音。胸膜粘连增厚时可有胸廓塌陷，纵隔、气管向病侧移位。

【诊断要点】

1. 根据前述的临床表现、X线表现、痰结核杆菌检查可做出诊断，即使无明显症状，结合胸片、痰检查及其他资料也可做出诊断。

2. 分型 结核病分类（2004年）：I型，原发型肺结核；II型，血行播散型肺结核；III型，继发型肺结核；IV型，气管、支气管结核；V型，结核性胸膜炎。

肺结核的临床诊断包括结核类型、病变范围及部位、痰结核杆菌检查、化疗史。

（1）病变范围及部位 按右、左侧，分上、中、下肺野记述，以第2和第4前肋下缘内端水平将两肺分为上、中、下肺野。

（2）痰结核杆菌检查 以（＋）或（－）分别代表痰菌阳性或阴性，涂片和培养法，分别以"涂"或"培"表示。患者无痰或未查痰，应注明"无痰"或"未查"。

（3）化疗史

1）初治 ①既往从未化疗。②正在进行标准化疗方案用药但疗程未满。③不规则化疗不满1个月。

2）复治 ①初治失败。②不规则化疗满1个月。③规则用药满疗程后痰菌又为阳性。④慢性排菌。

临床诊断书写举例：继发型肺结核双上涂（＋），复治。

【治疗原则】

（一）化学药物治疗

化学药物治疗简称化疗，对结核病的控制起着决定性作用。

1. 化疗原则 早期、联合、适量、规律和全程治疗。早期病灶内结核杆菌生长代谢旺盛，局部血流丰富，药物浓度高，可发挥其最大的抗菌作用，有利于迅速控制病情，减少传播。联合用药可杀死病灶中不同生长速度的菌群，还可减少或预防耐药菌的产生。用药剂量要适当，药量不足不能有效杀菌，还会诱导继发性耐药。剂量过大，毒副作用增加。规律、全程治疗即严格按医嘱的化疗方案用药，不遗漏或中断，直至疗程结束，以达到彻底杀菌和灭菌作用，治愈结核，防止复发。

2. 适应证 活动性结核。凡临床上有结核毒性症状、痰菌阳性、X线病灶有炎性浸润渗出或空洞，病灶正在进展或好转阶段的结核。

3. 抗结核药物 包括杀菌剂和抑菌剂。异烟肼和利福平常规剂量下在细胞内外均能达到10倍以上最低抑菌浓度（MIC），为全杀菌剂；链霉素在偏碱环境中发挥最大作用，对细胞内菌（B）群无效；吡嗪酰胺可渗入细胞内，且仅在偏酸环境下才有杀菌作用，故二药均为半杀菌剂。乙胺丁醇、对氨基水杨酸，皆为抑菌剂。早期病菌多在细胞外（A群），异烟肼杀菌作用最强，链霉素次之；炎性病灶内pH降低，菌代谢缓慢（C群），被吞噬入细胞内菌（B群）对利福平、吡嗪酰胺敏感，消灭这两类菌群，可降低结核的复发概率。

4. 化疗方案

（1）初治方案 强化期2个月/巩固期4个月。药名前数字表示用药月数，药名右下方数字表示每周用药次数。常用方案：如痰菌阳性者 2HRZS（E）/4HR，或 2HRZS（E）/4H₃R₃，痰菌阴性者 2HRZ/4HR，或 2HRZ/4H₃R₃。

（2）复治方案　强化期 2 个月/巩固期 4～6 个月。巩固期治疗 4 个月时，痰菌未转阴，可继续延长治疗期 2 个月。常用方案：2HRZSE/4～6HRE。

（3）疗效考核　痰菌检查是主要指标。胸部 X 线检查也是监测病情转归的重要依据，结合临床表现也可对疗效做判断。

（二）对症治疗

1. 毒性症状和胸腔积液　对于干酪性肺炎、急性粟粒型肺结核、结核性脑膜炎有高热等严重中毒性症状，或胸腔积液不能很快吸收的结核性胸膜炎患者，在合理化疗同时可给予糖皮质激素泼尼松 20mg/d，以减轻炎症和变态反应。

2. 咯血

（1）小量咯血　安静休息，常能自行停止。慎用强镇静、止咳药，以免抑制呼吸中枢与咳嗽反射。

（2）中等量以上咯血　取患侧卧位（以防向健侧播散），轻轻将气管内积血咯出。垂体后叶素能转使小动脉收缩，减少肺血流量从而减少咯血。5～10U 垂体后叶素稀释后缓慢静推，继以 10～20U 缓慢静滴维持。高血压患者、冠心病患者、妊娠妇女禁用。

（3）大咯血　如经上述处理，咯血不止，可经纤维支气管镜注入去甲肾上腺素冰盐水或用气囊导管或用凝血酶海绵进行止血，可经支气管动脉栓塞止血。对上述治疗无效的大咯血，若对侧肺无活动性病变且肺功能较好者，可行肺切除术。

抢救大咯血时，要注意保持气道通畅，及时发现窒息先兆（呼吸困难、烦躁、大汗、发绀），采取果断有效措施（头低脚高位叩背、迅速除去口鼻咽中血块，或气管插管），以防发生咯血窒息。

第五节　血胸和气胸

血　胸

【概述】

胸膜腔积血称为血胸（hemothorax）。

【临床表现】

血胸的临床表现与出血量、速度和个人体质有关。一般而言，成人血胸量 < 0.5L 为少量血胸，0.5 ~ 1.0L 为中量血胸，> 1.0L 为大量血胸。患者会出现不同程度的面色苍白、脉搏细速、血压下降和末梢血管充盈不良等低血容量休克表现，并有呼吸急促、肋间隙饱满、气管向健侧移位、伤侧叩诊浊音和呼吸音减低等胸腔积液的临床表现。

【诊断要点】

胸膜腔穿刺抽出血液可明确诊断。

具备以下征象则提示存在进行性血胸。①持续脉搏加快、血压降低，或虽经补充血容量血压仍不稳定。②闭式胸腔引流量每小时超过 200ml，持续 3 小时。③血红蛋白量、红细胞计数和血细胞比容进行性降低，引流胸腔积血的血红蛋白量和红细胞计数与周围血相接近，且可迅速凝固。

具备以下情况应考虑感染性血胸。①有畏寒、高热等感染的全身表现。②抽出胸腔积血 1ml，加入 5ml 蒸馏水，无感染呈淡红透明状，出现混浊或絮状物提示感染。③胸腔积血无感染时，红细胞、白细胞计数比例应与周围血相似，即500：1，感染时白细胞计数明显增加，比例达100：1可确定为感染性血胸。④积血涂片和细菌培养发现致病菌有助于诊断，并可依此选择有效的抗生素。当闭式胸腔引流量减少，而体格检查和放射学检查发现血胸持续存在的证据时，应考虑凝固性血胸。

【治疗原则】

非进行性血胸可根据积血量多少，采用胸腔穿刺或闭式胸腔引流术治疗，及时排出积血，促使肺膨胀，改善呼吸功能，并使用抗生素预防感染。进行性血胸应及时做开胸探查手术。感染性血胸应及时胸腔引流，排尽感染性积血积脓。若效果不佳或肺复张不良，应尽早手术清除感染性积血，剥离脓性纤维膜。近年来，电视胸腔镜已用于凝固性血胸、感染性血胸的处理，具有创伤小、疗效好、住院时间短、费用低等优点。

气 胸

【概述】

气胸（pneumothorax）是指任何原因造成气体进入胸膜腔造成积气状态。

【临床表现】

临床表现的轻重程度取决于气胸发生的缓急、肺萎缩的程度、肺部的基础疾病及肺的功能状态、有无并发症等。

1. 胸痛 常为突然、尖锐、持续性刺痛或刀割样痛，吸气时疼痛加剧，疼痛多发生在前胸、腋下等部位。

2. 呼吸困难 如基础肺功能良好，肺萎陷不超过20%，可无明显症状；原有阻塞性肺气肿的老年人，即使肺萎陷仅 10%，也可有明显的呼吸困难。张力性气胸者，可有烦躁不安、端坐呼吸、发绀、四肢厥冷、大汗、脉搏细速、心律失常、意识不清等呼吸循环障碍的表现。血气胸（脏层胸膜或胸膜粘连中的血管撕裂所致）失血过多时，可出现血压下降，甚至休克。

3. 刺激性干咳　胸膜受刺激而产生，多数不严重。

4. 体征　主要的胸部体征包括气管向健侧移位，患侧呼吸运动和语颤减弱，肋间隙饱满，叩诊呈鼓音，左侧气胸可使心脏浊音界消失，右侧气胸时，肝浊音界下移，听诊呼吸音明显减弱或消失，有液气胸时可闻及胸内振水音。皮下气肿时有皮下握雪感。张力性气胸可有呼吸增快、发绀等症状。

5. 临床分型　闭合性气胸、交通性气胸、张力性气胸。

【诊断要点】

①有持重物、剧烈运动、剧咳、排便用力、打喷嚏等用力屏气诱因，或有 COPD 等肺病史。②突发剧烈胸痛，刺激性干咳和呼吸困难。③体检有胸腔积气的体征。④X线胸片有气胸征象。

【治疗原则】

（一）排气治疗

闭合性气胸肺压缩 <20% 无明显症状，只需卧床休息，不需抽气，气体可在 2~3 周内自行吸收。肺压缩 >20%、有气短症状时，需排气治疗。

1. 胸腔穿刺抽气　适用于小量气胸、呼吸困难较轻、心肺功能尚好的闭合性气胸患者。可连接气胸机同时测压和抽气。一般每次抽气不超过 1000ml，每日或隔日抽气 1 次。

2. 胸腔闭式引流　适用于不稳定型气胸，呼吸困难明显、肺压缩程度较重，交通性或张力性气胸，反复发生气胸的患者。一般采用单瓶引流，复张不满意时可用连续负压吸引。

3. 紧急排气　张力性气胸病情危重，可危及生命，必须尽快排气。紧急时将消毒大号针头从患侧锁骨中线外侧第 2 肋间或腋前线第 4 ~ 5 肋间隙插入胸膜腔，使胸内的高压积气得以排出；或用一粗注射针，在其尾部扎上橡皮指套，指套末端剪一小裂缝，插入气胸腔作临时简易排气，胸腔内压高于大气压时，气体从小裂缝排出，待胸腔内压小于大气压时，套囊即行塌陷，小裂缝关闭，外界空气不能进入胸膜腔，以暂时缓解症状。同时必须行肋间插管水封瓶闭式引流排气。

（二）吸氧

氧疗不仅可改善缺氧，还能加速胸腔内气体的吸收。

（三）胸膜粘连术

经上述处理无效或反复发作的气胸，在估计无明显胸膜增厚或阻塞性肺不张、肺能充分扩张的前提下，经胸腔插管，注入化学粘连剂（多西环素粉针剂、无菌精制滑石粉、50% 葡萄糖、自身血液、链激酶等），造成胸膜无菌性炎症使胸腔闭锁，以防复发。

（四）手术治疗

慢性气胸（病程 > 3 个月）、双侧气胸、胸膜增厚致肺膨胀不全、复发性气胸、血气胸等需手术治疗。

（五）基础疾病的处理

对于基础疾病可给予抗感染及对症治疗。

第六节　肋骨骨折

【概述】

暴力直接作用于肋骨，可使肋骨向内弯曲折断，前后挤压暴力使肋骨腋段向外弯曲折断。

【临床表现】

肋骨骨折断端可刺激肋间神经产生局部疼痛，在深呼吸、咳嗽或转动体位时加剧。胸痛使呼吸变浅、咳嗽无力、呼吸道分泌物增多、潴留，易致肺不张和肺部感染。胸壁可有畸形，局部明显压痛，挤压胸部疼痛加重，甚至产生骨摩擦音，即可与软组织挫伤鉴别。骨折断端向内移位可刺破胸膜、肋间血管和肺组织，产生血胸、气胸、皮下气肿或咯血。伤后晚期骨折断端移位发生的损伤可能造成迟发性血胸或血气胸。连枷胸的反常呼吸运动可使伤侧肺受到塌陷胸壁的压迫，呼吸时两侧胸腔压力的不均衡造成纵隔扑动，影响肺通气，导致体内缺氧和二氧化碳潴留，严重时可发生呼吸和循环衰竭。连枷胸常伴有广泛肺挫伤，挫伤区域的肺间质或肺泡水肿导致氧弥散障碍，出现低氧血症。

【诊断要点】

胸部 X 线可显示肋骨骨折断裂线和断端错位，但前胸肋软骨骨折无明显 X 线征象。

【治疗原则】

治疗处理的原则是镇痛、清理呼吸道分泌物、固定胸廓和防治并发症。镇痛的方法甚多，可酌情使用肠内或肠外给药的镇痛剂和镇静剂，或使用患者自控止痛装置、肋间神经阻滞，甚至硬膜外置管镇痛。鼓励患者咳嗽排痰，早期下床活动，以减少呼吸系统的并发症。固定胸廓的方法因肋骨骨折的损伤程度与范围不同而异。

1. 闭合性单处肋骨骨折 骨折两断端因有上、下完整的肋骨和肋间肌支撑，较少有错位、活动和重叠现象发生，多能自行愈合。固定胸廓的目的主要为减少肋骨断端活动、减轻疼痛，可采用多带条胸布或弹性胸带固定胸廓。这种方法也适用于胸背部、胸侧壁多根多处肋骨骨折，胸壁软化范围小而反常呼吸运动不严重的患者。

2. 闭合性多根多处肋骨骨折 胸壁软化范围大、反常呼吸运动明显的连枷胸患者，需在伤侧胸壁放置牵引支架，在体表用毛巾钳或导入不锈钢丝，抓持住游离段肋骨，并将其固定在牵引支架上，消除胸壁反常呼吸运动。近年来也使用电视胸腔镜直视下导入钢丝的方法固定连枷胸。对咳嗽无力、不能有效排痰或呼吸衰竭者，需做气管插管或气管切开，以利抽吸痰液、给氧和施行辅助呼吸。具备其他手术适应证而须开胸手术时，在肋骨两断端分别钻孔，贯穿不锈钢丝固定肋骨断端。

3. 开放性肋骨骨折 胸壁伤口需彻底清创，用不锈钢丝固定肋骨断端。如胸膜已被穿破，尚需做胸膜腔引流术。手术后应使用抗生素，预防感染。

第七节 肺 癌

【概述】

原发性支气管癌（primary bronchogenic carcinoma），简称肺癌（lung cancer），为起源于支气管黏膜或腺体的恶性肿瘤。肺癌发病率位于男性肿瘤的首位，并由于早期诊断不足致使预后差。目前随着诊断方法进步、新药以及靶向治疗药物的出现，规范有序的诊断、分期以及根据肺癌临床行为进行多学科治疗的进步，肺癌患者的生存率有所提高。然而，要想大幅度地延长生存率，仍有赖于早期诊断和早期规范治疗。

【临床表现】

与肿瘤大小、类型、发展阶段、所在部位、有无并发症或转移有密切关系。有 5% ~ 15% 的患者无症状，仅在常规体检、胸部影像学检查时发现。其余的患者可表现或多或少与肺癌有关的症状与体征，按部位可分为原发肿瘤、肺外胸内扩展、胸外转移和胸外表现四类。

（一）原发肿瘤引起的症状和体征

1. 咳嗽　为早期症状，常为无痰或少痰的刺激性干咳，当肿瘤引起支气管狭窄后可加重咳嗽，多为持续性，呈高调金属音性咳嗽或刺激性呛咳。伴有继发感染时，咳嗽痰量增加，且呈黏液脓性。

2. 血痰或咯血　多见于中央型肺癌。肿瘤向管腔内生长者可有间歇或持续性痰中带血，如果表面糜烂严重侵蚀大血管，则可引起大咯血。

3. 气短或喘鸣　肿瘤向支气管内生长，或转移到肺门淋巴结致使肿大的淋巴结压迫主支气管或隆突，引起部分气道阻塞时，可有呼吸困难、气短、喘息，偶尔表现为喘鸣，听诊时可闻及局限或单侧哮鸣音。

4. 发热　肿瘤组织坏死可引起发热，多数发热的原因是由于肿瘤引起的阻塞性肺炎所致。

5. 体重下降　消瘦为恶性肿瘤的常见症状之一。肿瘤发展到晚期，由于肿瘤毒素和消耗的原因，并有感染、疼痛所致的食欲减退，患者可表现为消瘦或恶病质。

（二）肺外胸内扩展引起的症状和体征

1. 胸痛　近半数患者可有胸痛，可由于肿瘤细胞侵犯所致，也可由于阻塞性炎症波及部分胸膜或胸壁引起。若肿瘤位于胸膜附近，则产生不规则的钝痛或隐痛，疼痛于呼吸、咳嗽时加重。肿瘤压迫肋间神经时，胸痛可累及其分布区。

2. 声音嘶哑 癌肿直接压迫或转移致纵隔淋巴结压迫喉返神经时（多见左侧），可发生声音嘶哑。

3. 咽下困难 癌肿侵犯或压迫食管时，可引起吞咽困难。

4. 胸腔积液 约 10% 的患者有不同程度的胸腔积液，通常提示肿瘤转移累及胸膜或肺淋巴回流受阻。

5. 上腔静脉阻塞综合征 是由于上腔静脉被附近肿大的转移性淋巴结压迫或被右上肺的原发性肺癌侵犯，以及腔静脉内癌栓阻塞静脉回流引起。表现为头面部和上半身淤血水肿，颈部肿胀，颈静脉扩张，可在前胸壁见到扩张的静脉侧支循环。

6. Horner 综合征 肺尖部肺癌又称肺上沟瘤（Pancoast 瘤），易压迫颈部交感神经，引起病侧眼睑下垂、瞳孔缩小、眼球内陷，同侧额部与胸壁少汗或无汗。

（三）胸外转移引起的症状和体征

胸腔外转移的症状、体征可见于 3% ~ 10% 的患者。以小细胞肺癌居多，其次为未分化大细胞肺癌、腺癌、鳞癌。

（1）转移至中枢神经系统。

（2）转移至骨骼。

（3）转移至腹部。

（4）转移至淋巴结。

（四）胸外表现

胸外表现指肺癌非转移性胸外表现，又称副癌综合征

（paraneoplastic syndrome），主要有以下几方面表现。

1. 肥大性肺性骨关节病（hypertrophic pulmonary osteoarthropathy）

2. 异位促性腺激素　合并异位促性腺激素的肺癌不多，大部分是大细胞肺癌，主要为男性轻度乳房发育和增生性骨关节病。

3. 分泌促肾上腺皮质激素样物

4. 分泌抗利尿激素　不适当的抗利尿激素分泌可引起厌食、恶心、呕吐等水中毒症状。其特征是低钠（血清钠 <135mmol/L），低渗（血浆渗透压 <280mmol/L）。

5. 神经肌肉综合征

6. 高钙血症

7. 类癌综合征　典型特征是皮肤、心血管、胃肠道和呼吸功能异常。主要表现为面部、上肢躯干的潮红或水肿，胃肠蠕动增强，腹泻，心动过速，喘息，瘙痒和感觉异常。这些阵发性症状和体征与肿瘤释放不同的血管活性物质有关，除了 5 - 羟色胺外，还包括缓激肽、血管舒缓素和儿茶酚胺。

此外，还可有黑色棘皮症及皮肌炎、掌跖皮肤过度角化症、硬皮症以及栓塞性静脉炎、非细菌性栓塞性心内膜炎、血小板减少性紫癜、毛细血管病性渗血性贫血等肺外表现。

【诊断要点】

肺癌的治疗效果与肺癌的早期诊断密切相关。因此，应该大力提倡早期诊断、早期治疗以提高生存率甚至治愈率。

肺癌的早期诊断依赖于多方面的努力：①普及肺癌的防治知识，患者有任何可疑肺癌症状时能及时就诊，对 40

岁以上长期重度吸烟者或有危险因素接触史者应该每年体检，进行防癌或排除肺癌的有关检查。②医务人员应对肺癌的早期征象提高警惕，避免漏诊、误诊。应重点排查有高危险因素的人群或有下列可疑征象者：无明显诱因的刺激性咳嗽持续 2～3 周，治疗无效者；原有慢性呼吸道疾病，咳嗽性质改变者；短期内持续或反复痰中带血或咯血，且无其他原因可解释的患者；反复发作的同一部位肺炎，特别是肺段性肺炎患者；原因不明的肺脓肿，无中毒症状，无大量脓痰，无异物吸入史，抗感染治疗效果不显著者；原因不明的四肢关节疼痛及杵状指（趾）患者；影像学提示局限性肺气肿或段、叶性肺不张患者；孤立性圆形病灶和单侧性肺门阴影增大，原有肺结核病灶已稳定，而形态或性质发生改变患者；无中毒症状的胸腔积液，尤其是呈血性、进行性增加者。有上述表现之一，即值得怀疑，需进行必要的辅助检查，包括影像学检查，低剂量 CT 扫描是目前普查性发现肺癌有价值的方法。③发展新的早期诊断方法，如早期诊断的标志物等，但细胞学和病理学检查仍是确诊肺癌的必要手段。

【治疗原则】

治疗方案主要根据肿瘤的组织学决定。通常 SCLC 发现时已转移，难以通过外科手术根治，主要依赖化疗或放化疗综合治疗。相反，NSCLC 可为局限性，外科手术或放疗可根治，但对化疗的反应较 SCLC 差。

（一）非小细胞肺癌（NSCLC）

1. 局限性病变

（1）手术 对于可耐受手术的 la、lb、Ⅱa 和 Ⅱb 期 NSCLC，首选手术。Ⅲa 期病变若患者的年龄、心肺功能和解剖位置合适，也可考虑手术。术前化疗（新辅助化疗）

可使许多原先不能手术者降级而能够手术，胸腔镜电视辅助胸部手术（VATS）可用于肺功能欠佳的周围型病变患者。

（2）根治性放疗　Ⅲ期患者以及拒绝或不能耐受手术的Ⅰ、Ⅱ期患者均可考虑根治性放疗。已有远处转移、恶性胸腔积液或累及心脏者一般不考虑根治性放疗。放疗射线可损伤肺实质和胸内其他器官，如脊髓、心脏和食管，有严重肺部基础疾病的患者应注意。

（3）根治性综合治疗　对产生 Horner 综合征的肺上沟瘤可采用放疗和手术联合治疗。对于Ⅲa期患者，N2期病变可选择手术加术后放化疗，新辅助化疗加手术或新辅助放化疗加手术。对Ⅲb期和肿瘤体积大的Ⅲa病变，与单纯放疗相比，新辅助化疗（含顺铂的方案 2～3 个周期）加放疗（60Gy）中位生存期可从 10 个月提高至 14 个月，5 年生存率可从 7% 提高至 17%。

2. 播散性病变　不能手术的 NSCLC 患者中 70% 预后差。可根据行动状态评分为 0（无症状）、1（有症状，完全能走动）、2（＜50% 的时间卧床）、3（＞50% 的时间卧床）和 4（卧床不起）选择适当应用化疗和放疗，或支持治疗。

（1）化学药物治疗（简称化疗）　联合化疗可增加生存率、缓解症状以及提高生活质量，可使 30%～40% 的患者部分缓解，近 5% 的患者完全缓解，中位生存期为 9～10 个月，1 年生存为 40%。因此，若患者行为状态评分≤2分，且主要器官功能可耐受，可给予化疗。化疗应使用标准方案，如紫杉醇＋卡铂、多西紫杉醇＋顺铂或长春瑞滨＋顺铂，吉西他滨＋顺铂以及丝裂霉素 C＋长春地辛十顺铂等以铂类为基础的化疗方案。适当的支持治疗（止吐药、用顺铂时补充体液和盐水、监测血细胞计数和血生化、监测出血或感染的征象以及在需要时给予红细胞生成素和粒细胞集落刺激因子以刺激血细胞增生）并且根据最低粒细胞计数调整化疗剂量都是必要的。

（2）放射治疗（简称放疗）　如果患者的原发瘤阻塞支气管引起阻塞性肺炎、上呼吸道或上腔静脉阻塞等症状，应考虑放疗。

（3）靶向治疗　肿瘤分子靶向治疗是以肿瘤组织或细胞中所具有的特异性（或相对特异）分子为靶点的，利用分子靶向药物特异性阻断该靶点的生物学功能，选择性从分子水平来逆转肿瘤细胞的恶性生物学行为，从而达到抑制肿瘤生长甚至肿瘤消退的目的。部分药物已经在晚期NSCLC治疗中显示出了较好的临床疗效，已经被一些指南纳为二线治疗。其中包括以表皮生长因子受体为靶点的靶向治疗，代表药物为吉非替尼、厄洛替尼和单克隆抗体（MAb），可考虑用于化疗失败者或者无法接受化疗的患者。

（4）转移灶治疗　伴颅脑转移时可考虑放疗。术后或放疗后出现的气管内肿瘤复发，经纤维支气管镜给予激光治疗，可使80%~90%的患者缓解。

（二）小细胞肺癌

小细胞肺癌（SCLC）推荐以化疗为主的综合治疗以延长患者生存期。

1. 化疗　常使用的联合方案是足叶乙苷加顺铂或卡铂，3周一次，共4~6周期。其他常用的方案为足叶乙苷、顺铂和异环磷酰胺。初次联合化疗可能会导致中至重度的粒细胞减少（例如粒细胞数 $0.5 \times 10^9/L \sim 1.5 \times 10^9/L$）和血小板减少症（血小板计数 $< 50 \times 10^9/L$）。初始治疗4~6个周期后，应重新分期以确定是否进入完全临床缓解（所

有临床明显的病变和癌旁综合征完全消失）、部分缓解、无反应或进展（见于 10% ~ 20% 的患者）。治疗后有进展或无反应的患者应该调换新的化疗药物。

2. 放疗 对明确有颅脑转移者应给予全脑高剂量放疗（40Gy）。对有症状、胸部或其他部位病灶进展的患者，可给予全剂量（如胸部肿瘤团块给予 40Gy）放疗。

3. 综合治疗 大多数局限期的 SCLC 可考虑给予足叶乙苷加铂类药物化疗以及同步放疗综合治疗。

（三）生物反应调节剂

生物反应调节剂（BRM）为小细胞肺癌提供了一种新的治疗手段，如小剂量干扰素（2×10^6U）每周 3 次间歇疗法。转移因子、左旋咪唑、集落刺激因子（CSF）在肺癌的治疗中都能增加机体对化疗、放疗的耐受性，提高疗效。

（四）中医药治疗

祖国医学有许多单方及配方在肺癌的治疗中可与西药治疗起协同作用，减少患者对放疗、化疗的反应，提高机体的抗病能力，在巩固疗效、促进、恢复机体功能中起到辅助作用。

第八节　肺栓塞

【概述】

肺栓塞（pulmonary embolism，PE）是以各种栓子阻塞肺动脉系统为发病原因的一组疾病或临床综合征的总称，包括肺血栓栓塞症、脂肪栓塞综合征、羊水栓塞、空气栓塞等。肺血栓栓塞症（pulmonary thromboembolism，PTE）是肺栓塞的最常见类型，占 PE 中的绝大多数，通常所称的

PE 即指 PTE。

【临床表现】

（一）症状

PTE 的症状多种多样，但均缺乏特异性。症状的严重程度亦有很大差别，可以从无症状、隐匿，到血流动力学不稳定，甚至发生猝死。

常见症状有：①不明原因的呼吸困难及气促，尤以活动后明显，为 PTE 最多见的症状；②胸痛，包括胸膜炎性胸痛或心绞痛样疼痛；③晕厥，可为 PTE 的唯一或首发症状；④烦躁不安、惊恐，甚至濒死感；⑤咯血，常为小量咯血，大咯血少见；⑥咳嗽、心悸等。

各病例可出现以上症状的不同组合。临床上有时出现所谓"三联征"，即同时出现呼吸困难、胸痛及咯血，但仅见于约 20% 的患者。

（二）体征

1. 呼吸系统体征 呼吸急促最常见；发绀；肺部有时可闻及哮鸣音和（或）细湿啰音，肺野偶可闻及血管杂音；合并肺不张和胸腔积液时出现相应的体征。

2. 循环系统体征 心动过速；血压变化，严重时可出现血压下降甚至休克；颈静脉充盈或异常搏动；肺动脉瓣区第二心音亢进或分裂，三尖瓣区收缩期杂音。

3. 其他 可伴发热，多为低热，少数患者有 38℃ 以上的发热。

【诊断要点】

（一）根据临床情况疑诊 PTE（疑诊）

如患者出现上述临床症状、体征，特别是存在前述危险因素的病例出现不明原因的呼吸困难、胸痛、晕厥、休克，或伴有单侧或双侧不对称性下肢肿胀、疼痛等，应进行如下检查。

1. 血浆 D - 二聚体　敏感性高而特异性差，急性 PTE 时升高。酶联免疫吸附法（ELISA）是较为可靠的检测方法。

2. 动脉血气分析　常表现为低氧血症、低碳酸血症，肺泡 - 动脉血氧分压差增大，部分患者的血气结果可以正常。

3. 心电图　大多数病例表现有非特异性的心电图异常。最常见的改变为窦性心动过速。

4. X 线胸片　可显示：①肺动脉阻塞征，区域性肺纹理变细、稀疏或消失，肺野透亮度增加；②肺动脉高压症及右心扩大征，右下肺动脉干增宽或伴截断征，肺动脉段膨隆以及右心室扩大；③肺组织继发改变，肺野局部片状阴影，尖端指向肺门的楔形阴影，肺不张或膨胀不全，肺不张侧可见横膈抬高，有时合并少至中量胸腔积液。X 线胸片对鉴别其他胸部疾病有重要帮助。

5. 超声心动图　在提示诊断和除外其他心血管疾病方面有重要价值。

6. 下肢深静脉超声检查

（二）对疑诊病例进一步明确诊断（确诊）

在临床表现和初步检查提示 PTE 的情况下，应安排 PTE 的确诊检查，包括以下 4 项，其中 1 项阳性即可明确诊断。

1. 螺旋 CT　是目前最常用的 PTE 确诊手段。采用特殊操作技术进行 CT 肺动脉造影（CTPA），能够准确发现段以上肺动脉内的血栓。①直接征象：肺动脉内的低密度充盈缺损，部分或完全包围在不透光的血流之间（轨道征），或者呈完全充盈缺损，远端血管不显影。②间接征象：肺野楔形密度增高影，条带状高密度区或盘状肺不张，中心肺动脉扩张及远端血管分支减少或消失。

2. 放射性核素肺通气/血流灌注显像　是 PTE 的重要诊断方法。

3. 磁共振显像（MRI）

4. 肺动脉造影　为诊断 PTE 的经典方法。

【治疗原则】

（一）一般处理与呼吸循环支持治疗

对高度疑诊或确诊 PTE 的患者，应进行严密监护，监测呼吸、心率、血压、静脉压、心电图及动脉血气的变化；卧床休息，保持大便通畅，避免用力，以免促进深静脉血栓脱落；可适当使用镇静、止痛、镇咳等相应的对症治疗。采用经鼻导管或面罩吸氧，以纠正低氧血症。对于出现右心功能不全但血压正常者，可使用多巴酚丁胺和多巴胺；若出现血压下降的情况，可增大剂量或使用其他血管加压药物，如去甲肾上腺素等。

（二）抗凝治疗

抗凝治疗为 PTE 和深静脉血栓形成（DVT）的基本治疗方法，可以有效地防止血栓再形成和复发，为机体发挥自身的纤溶机制溶解血栓创造条件。抗凝药物主要有普通肝素、低分子肝素和华法林等。

临床疑诊 PTE 时，如无禁忌证，即可开始抗凝治疗。

（三）溶栓治疗

溶栓治疗主要适用于大面积 PTE 患者（有明显呼吸困难、胸痛、低氧血症等）；对于血压和右心室运动功能均正常的患者，不宜溶栓。溶栓的时间窗一般定为 14 天以内，但若近期有新发 PTE 征象可适当延长。溶栓应尽可能在 PTE 确诊的前提下慎重进行。对有明确溶栓指征的患者宜尽早开始溶栓。

（四）肺动脉血栓摘除术

风险大，病死率高，需要较高的技术条件，仅适用于经积极的内科治疗无效的紧急情况，如致命性肺动脉主干或主要分支堵塞的大面积 PTE 或有溶栓禁忌证者。

（五）肺动脉导管碎解和抽吸血栓

用导管碎解和抽吸肺动脉内巨大血栓，同时还可进行局部小剂量溶栓。适应证为肺动脉主干或主要分支的大面积 PTE，并存在以下情况者：①溶栓和抗凝治疗禁忌；②经溶栓或积极的内科治疗无效；③缺乏手术条件。

（六）放置腔静脉滤器

为防止下肢深静脉大块血栓再次脱落阻塞肺动脉，可考虑放置下腔静脉滤器。对于上肢 DVT 患者，还可应用上腔静脉滤器。置入滤器后如无禁忌证，宜长期口服华法林抗凝，定期复查有无滤器上的血栓形成。

第九节　脓　　胸

【概述】

脓胸（empyema）是指不同致病菌引起胸膜腔内的化脓性感染，产生的脓液聚于胸膜腔内。根据病理发展过程分为急性脓胸（病期短于 6 周）和慢性脓胸（病期长于 6 周）。

【临床表现】

（一）急性脓胸

急性脓胸（acute empyema）患者常有高热、胸痛、呼吸急促、胸闷、咳嗽、食欲减退、全身乏力等。当肺脓肿或邻近组织的脓肿破溃进入胸腔后，常会突发剧烈胸痛、呼吸困难、寒战高热，甚至休克。查体可见患侧胸廓饱满、呼吸运动减弱，触觉语颤减弱，叩诊呈浊音，听诊呼吸音减弱或消失，气管向对侧移位。

（二）慢性脓胸

急性脓胸病程超过 6 周以上，脓液中的纤维素物沉积于脏、壁层胸膜，并逐渐机化增厚，形成坚厚的纤维板，使肺不能扩张，脓腔不能缩小，导致慢性脓胸（chronic empyema）的形成。

患者因长期慢性感染及消耗，多有全身中毒症状及营养不良，如低热、乏力、消瘦、贫血及低蛋白血症，可有气促、咳嗽、咳脓痰等症状。查体可见患侧胸壁下陷、肋间隙变窄、纵隔移位、呼吸运动受限、叩诊有实变、听诊呼吸音减弱或消失，并可见脊柱侧弯及杵状指（趾）。

【诊断要点】

1. 依据病史、临床表现及影像学征象，脓胸诊断并不困难。如诊断慢性脓胸，还需进一步明确形成慢性脓胸的原因和病理性质，以进行彻底治疗。

2. 实验室和其他检查

（1）实验室检查　血常规可见白细胞、中性粒细胞显著升高，核左移。

（2）胸部 X 线　可见胸腔内积液呈均匀模糊或致密阴影，并因积液量和部位不同而表现各异。慢性脓胸者 X 线胸片可见胸膜增厚、肋间隙变窄、纵隔移位、膈肌抬高，它最可靠的 X 线征象是胸膜分离征。

（3）超声检查　可见脓胸区呈无回声区或内有点状回声，可确定积液部位及范围，对胸腔穿刺定位有帮助。

（4）胸膜腔穿刺　胸膜腔穿刺抽得脓液，可诊断为脓胸。首先了解其外观性状，质地稀稠，有无臭味等。其次做涂片镜检、细菌培养及药物敏感试验，以指导临床用药。

（5）胸部 CT 及 MRI 检查　有助于判断脓腔大小、部位及有无其他病变。

【治疗原则】

（一）急性脓胸

1. 支持治疗　给予高维生素、高蛋白饮食，维持水、电解质平衡，对于贫血或低蛋白血症患者，必要时可少量多次输注新鲜血。

2. 控制感染　根据细菌培养及药物敏感试验，选用有效、足量的抗生素控制感染，及时调整抗生素品种及用量。在无菌培养结果前，可根据脓液性状及涂片染色结果，初步推测可能的致病菌类别，并结合临床经验选用适当抗生素。用药时间应在体温正常后2周以上，以防止复发。

3. 排除脓液　及时排除脓液是急性脓胸治疗的关键，不仅可以减轻感染中毒症状，而且可促使肺复张，对恢复肺功能具有积极作用。

（二）慢性脓胸

1. 全身治疗，加强营养支持　同急性脓胸。

2. 改进脓腔引流　针对引流不畅的原因，如引流管的口径过细、引流位置不在脓腔最低位、置管深度不够等予以调整，以利脓液引流，控制感染，减轻中毒症状，使脓腔缩小，为下一步手术根治做好准备。少数患者可因引流使脓腔闭合。

3. 手术治疗

第十节　胸腔积液

【概述】

胸腔积液（pleural effusion）是以胸膜腔内病理性液体积聚为特征的一种常见临床症状。按其发生机制可分为漏出性胸腔积液和渗出性胸腔积液两类。

【临床表现】

(一) 症状

1. 胸闷和呼吸困难 积液较少时症状多不明显，中、大量胸腔积液（大于 500ml）时，可出现气短、胸闷、心悸，呼吸困难，甚至端坐呼吸并伴有发绀。

2. 原发病症状 如结核病所致胸腔积液多见于青年人，常有低热、盗汗、乏力、消耗等结核中毒症状；恶性肿瘤所致胸腔积液常见于中老年人，多有胸部隐痛，伴消瘦及原发肿瘤症状。

(二) 体征

与积液量多少有关。少量积液时可无明显体征，或可触及胸膜纤维素性胸膜摩擦感、闻及胸膜摩擦音。中、大量积液时，患侧呼吸运动受限、呼吸浅快，胸廓饱满、肋间隙增宽，气管、纵隔向健侧移位，触觉语音震颤减弱或消失，叩诊呈浊音或实音，听诊积液区呼吸音减弱或消失。

【诊断要点】

1. 确定有无胸腔积液 根据临床症状、体征及影像学检查等，确定是否存在胸腔积液。

2. 区别漏出液和渗出液

3. 病因诊断 根据伴随的原发病的特征性临床表现、各项检查结果和漏出液或渗出液所涉及的病因范围，进一步寻找证据，明确病因。漏出液的常见病因是心力衰竭、肝硬化、肾病综合征和低蛋白血症等。渗出液最常见的病因是结核性胸膜炎和恶性肿瘤，后者最多见的是支气管肺癌，此外还有恶性胸膜间皮瘤、由其他部位转移至胸膜的肿瘤。

【治疗原则】

(一) 结核性胸腔积液

1. 抗结核药物治疗 与活动性肺结核相同。

2. 穿刺抽液治疗 少量胸液一般不必抽液或仅做诊断性穿刺。大量胸液者可每周抽液 2~3 次，首次抽液不超过700ml，以后每次抽液量不应超过 1000ml，且宜缓慢抽吸。

3. 糖皮质激素 糖皮质激素可减少机体的变态反应及炎症反应，改善毒性症状，加速积液吸收，减少胸膜粘连或胸膜增厚等后遗症。

(二) 恶性胸腔积液

治疗性胸腔穿刺抽液和胸膜固定术是治疗恶性胸腔积液的常用方法。全身化疗对于部分小细胞肺癌所致胸腔积液有一定疗效。在抽吸胸腔积液后，胸腔内注入包括阿霉素、顺铂、氟尿嘧啶、丝裂霉素、硝卡芥、博来霉素等在内的抗肿瘤药物是常用的治疗方法。

第二章 心血管系统疾病

第一节 心力衰竭

心力衰竭,简称心衰,是指由于各种心脏结构或功能异常导致心室充盈和(或)射血功能受损,心排血量不能满足机体组织代谢需要,以肺循环和(或)体循环淤血,器官、组织灌注不足为临床表现的一组综合征。主要表现为呼吸困难、体力活动受限及体液潴留等。呼吸道感染是最常见最重要的诱因。心力衰竭的严重程度采用美国纽约心脏病学会(NYHA)的心功能分级方法分为四级(表2-1)。临床上按发病缓急分为急性心力衰竭和慢性心力衰竭两种。

表 2 - 1　心力衰竭分级(NYHA)

分级	特征
Ⅰ级	患有心脏病但活动量不受限制,平时一般活动不引起乏力、呼吸困难等心衰症状
Ⅱ级	心脏病患者体力活动轻度受限,休息时无自觉症状,一般活动下可出现心衰症状
Ⅲ级	心脏病患者体力活动明显受限,小于平时一般活动即引起心衰症状
Ⅳ级	心脏病患者不能从事任何体力活动,休息状态下也会出现心衰的症状,活动后加重

慢性心力衰竭

【概述】

慢性心力衰竭是指在原有慢性心脏疾病基础上逐渐出现心衰的症状和体征，是一个缓慢的进展过程。引起慢性心衰的主要病因是冠心病、高血压。临床上以左心衰竭较为常见，尤其左心衰竭后继发右心衰而致的全心衰竭最常见。

【临床表现】

左心衰竭以肺循环淤血及心排血量降低为主要表现，症状有：①不同程度的呼吸困难；②咳嗽、咳痰和咯血；③疲倦、乏力、头晕、心悸；④尿量变化及肾功能损害。可出现的体征有心脏扩大、心率增快、奔马律、相对二尖瓣关闭不全的反流性杂音及肺部湿啰音等。右心衰竭以体循环淤血为主要临床表现，患者可出现腹胀、食欲不振、恶心、呕吐等胃肠道淤血症状，查体可见颈静脉怒张、肝大、肝颈静脉反流征（＋）、水肿。临床常见先有左心衰，而后出现右心衰，患者同时出现肺淤血及体循环淤血的表现，但由于右心排血量减少，肺淤血缓解，呼吸困难反而有所减轻。

辅助检查：脑钠肽（BNP），又称B型利钠肽，与NT-proBNP共同作为心力衰竭患者的定量标志物，可判断心衰严重程度、疗效及预后；心力衰竭可无特异性心电图改变，但可发现既往有心肌梗死、左室肥厚、广泛心肌损害及心律失常等信息；X线检查可观察到心影大小及外形，为病因诊断提供依据，肺淤血的有无及其程度直接反映左心功能；超声心动图能准确评价各心腔的大小、心瓣膜结构，方便快捷地评估心脏功能和判断病因，是诊断心力衰竭最重要的仪器检查。

【诊断要点】

根据患者原有心脏病如冠心病、高血压等基础心血管病的病史，有休息或运动时出现呼吸困难、乏力、下肢水肿的临床症状，有心动过速、呼吸急促、肺部啰音、胸腔积液、颈静脉压力增高、外周水肿、肝脏肿大的体征，有心腔扩大、第三心音、心脏杂音、超声心动图异常、脑钠肽水平升高等心脏结构或功能异常的客观证据，有收缩性心力衰竭和（或）舒张性心力衰竭的特征，可做出诊断。

【治疗原则】

1. 一般治疗　去除诱因，每日监测体重以早期发现体液潴留，调整生活方式，限盐限水，急性期或病情不稳定者应限制体力活动、卧床休息，可予以吸氧等进一步生命维持。

2. 药物治疗

（1）利尿剂　代表药物：氢氯噻嗪、呋塞米，用法：小剂量起始，逐渐加量，以最小有效量长期维持。

（2）肾素 - 血管紧张素 - 醛固酮系统（RAAS）抑制剂　①血管紧张素转换酶抑制剂（ACEI）是治疗心衰的基石，抑制 RAAS 起到扩张血管及抗增生作用；还可抑制缓激肽的降解，提高缓激肽水平，通过缓激肽 - 前列腺素 - NO 通路而发挥有益作用；可改善心室重构、降低心衰患者死亡率。ACEI 代表药：卡托普利，依那普利，雷米普利等。用法：终身使用，小剂量起始，逐渐递增至最大耐受量（1～2 周倍增）。②血管紧张素 II 受体拮抗剂（ARB）可阻断 RAAS 的效应，干咳和血管性水肿的不良反应较少见。心衰患者首选 ACEI 类药物，不能耐受者可改用 ARB 类药物。③醛固酮受体拮抗剂作为保钾利尿剂，能阻断醛固酮效应，抑制心血管重塑，改善心衰的远期预后，但需注意血钾的监测，常用药物有螺内酯。

（3）β受体阻断剂　可拮抗代偿机制中交感神经兴奋性增强的效应，抑制心室重塑。代表药物：美托洛尔、比索洛尔、卡维地洛。

（4）正性肌力药　适用于低心排血量综合征，可缓解组织低灌注所致的症状，保证重要脏器血液供应。包括洋地黄类药物和非洋地黄类正性肌力药两种。最常用的洋地黄类药物为地高辛，非洋地黄类正性肌力药有多巴胺、多巴酚丁胺、磷酸二酯酶抑制剂（如米力农）及钙离子增敏剂（如左西孟旦）等药物。

（5）扩血管药物　慢性心力衰竭的治疗并不推荐血管扩张药物的应用，仅在伴有心绞痛或高血压的患者可考虑联合治疗，常用药物有硝酸甘油、地尔硫草等。非药物治疗有心脏再同步化治疗、左心室辅助装置、体外膜肺（ECMO）及心脏移植等。其中，β受体阻断剂＋ACEI或ARB＋醛固酮受体拮抗剂为治疗慢性心衰的"金三角"药物。

急性心力衰竭

【概述】

急性心力衰竭是心力衰竭急性发作和（或）加重的一种临床综合征，以急性左心衰竭最为常见。

【临床表现】

突发严重呼吸困难，伴濒死样窒息感，呼吸频率可达每分钟 30 ~ 40 次，强迫坐位、面色灰白、发绀、大汗、烦躁、同时频繁咳嗽，咳粉红色泡沫痰，听诊双肺满布湿性啰音和哮鸣音，心尖部第一心音减弱，心率快，同时有舒张早期第三心音奔马律，肺动脉瓣第二心音亢进，血压在轻度时可升高，严重时可持续下降直至休克。胸片显示肺淤血影像学改变。

【诊断要点】

根据典型症状和体征，急性左心衰即可做出诊断。

【治疗原则】

急性左心衰是内科急症，须迅速抢救。处理：患者取半坐位或端坐位，两腿下垂；有低氧血症和呼吸困难明显者尽早给氧，一般给予高流量（6～10L/min）氧气吸入；静脉注射吗啡3～5mg使患者镇静，舒张小血管，从而减轻心脏负荷，必要时可每隔15分钟重复一次；静脉给予作用快而强的利尿剂，如呋塞米以减轻心脏负荷；静脉滴注血管扩张剂如硝普钠、硝酸甘油可降低肺循环压力；小到中等剂量正性肌力药多巴胺可降低外周阻力，增加肾血流量，增加心肌收缩力和心输出量而改善急性左心衰，米力农在扩管利尿的基础上短期应用也可能获得一定疗效。此外，还有主动脉内球囊反搏、机械通气、血液净化治疗等非药物治疗。

第二节　冠心病

冠心病是指因冠状动脉粥样硬化、炎症、栓塞等原因，使冠状动脉管腔狭窄、闭塞，致心肌缺血、缺氧或坏死引起的心脏病，狭义的冠心病是指冠状动脉粥样硬化性心脏病。近年趋向于根据发病特点和治疗原则将冠心病分为两大类，即慢性冠脉病（CAD）和急性冠状动脉综合征（ACS），前者包括稳定型心绞痛、缺血性心肌病和隐匿性冠心病等，后者包括不稳定型心绞痛（UA）、非ST段抬高型心肌梗死、ST 段抬高型心肌梗死及冠心病猝死等。

稳定型心绞痛

【概述】

稳定型心绞痛指的是由于劳力引起冠脉供血不足，心肌急剧的、暂时的缺血缺氧引起的一组临床综合征，可伴心功能障碍，但无心肌坏死。

【临床表现】

稳定型心绞痛是典型的劳力性心绞痛，其特点为体力劳动、情绪激动、饱餐诱发，胸骨后或心前区疼痛，疼痛性质为压榨性、闷痛、灼痛、濒死感，可放射至左肩背部、无名指、小指，持续时间 3 ~ 5 分钟，长者可达 15 分钟，但不超过半小时，休息或含硝酸甘油可缓解。病程在 1 个月以上，每日疼痛发作的次数，诱发疼痛的劳力程度，性质和部位无改变。平时一般无异常体征。发作时常见心率增快、血压升高、表情焦虑、皮肤冷或出汗，有时出现第四或第三心音奔马律。发作时心电图提示反映心内膜下心肌缺血的 ST 段压低 ≥ 0.1mV，T 波低平、倒置，缓解期部分患者有缺血性 ST - T 改变、心律失常。运动负荷试验可增加心脏负荷以激发心肌缺血。

【诊断要点】

根据典型的发作症状和体征，结合年龄、血压、血糖、血脂等冠心病危险因素，含服硝酸甘油后缓解，以及发作时的心电图，并除外其他原因所致心绞痛，即可做出诊断，诊断困难时行冠脉 CTA 或选择性冠状动脉造影。心绞痛的严重度根据加拿大心血管病学会（CCS）建议分为四级。

Ⅰ级：一般日常活动不引起心绞痛，费力、速度快、长时间的体力活动引起发作。

Ⅱ级：一般体力活动稍受限，在饭后、情绪激动、寒冷时受限制更明显；平地步行200m以上或登楼一层以上受限。

Ⅲ级：一般体力活动明显受限，一般情况下平地步行200m内或登楼一层引起心绞痛。

Ⅳ级：轻微活动即可引起心绞痛，甚至休息时也可发作。

【治疗原则】

心绞痛的治疗原则是改善冠状动脉的血供，降低心肌的氧耗以改善患者症状，同时治疗冠脉粥样硬化。具体治疗包括以下几个方面。

（1）发作时 立即停止一切活动，并选用适合的药物；常用药物：硝酸甘油0.5~1mg舌下含服，1~2分钟起效，持续约半小时。

（2）一般治疗 调整活动量，避免或消除一切可能的诱因。

（3）药物治疗 使用作用持久的抗心绞痛药物，以防心绞痛发作，可单独选用、交替应用或联合应用作用持久的药物。①硝酸酯制剂：减低心脏前后负荷和心肌的需氧。常用药物有硝酸甘油、单硝酸异山梨酯等。②β受体阻断剂：可减慢心率、降低血压，减低心肌收缩力和氧耗量，从而缓解心绞痛的发作。常用药物有美托洛尔、阿替洛尔、比索洛尔等。注意：以冠脉痉挛为主的心绞痛（如变异型）不宜用β阻断剂；有支气管哮喘者，慎用β_1受体阻断剂。③钙通道阻滞剂（CCB）：可扩张冠脉增加灌流量；扩张小动脉，减轻后负荷；使心肌收缩力下降，耗氧量减少。常用药物有维拉帕米、地尔硫草等。④其他：包括抗血小板聚集药物如阿司匹林、氯吡格雷、替格瑞洛、替罗非班等，他汀类药物如阿托伐他汀、辛伐他汀、瑞舒伐他汀等。

（4）非药物治疗包括经皮冠状动脉介入治疗（PCI）、冠状动脉旁路移植术（CABG）等。

不稳定性心绞痛

【概述】

一般将稳定型劳力性心绞痛以外的缺血性胸痛统称为不稳定性心绞痛，包括静息型心绞痛、初发型心绞痛和恶化型心绞痛三种。不稳定性心绞痛是介于慢性稳定型心绞痛与急性心肌梗死之间的一种状态，发病率高，病情变化快，可逆转为稳定型心绞痛，也可能迅速发展为急性心肌梗死，甚至猝死。

【临床表现】

胸痛的部位、性质与稳定型心绞痛相似。但具有以下特点之一的即为不稳定性心绞痛。

1. 原为稳定型心绞痛，在 1 个月内疼痛发作的频率增加，程度加重、时限延长、诱因变化，硝酸酯类药物缓解作用减弱。

2. 1 个月内新发生的心绞痛，被较轻的负荷所诱发。

3. 休息状态下发作心绞痛或较轻微活动即可诱发，发作时心电图表现有短暂 ST 段抬高。

4. 发作时伴有新的相关症状，如出汗、恶心、呕吐、呼吸困难等。

【诊断要点】

根据典型的发作症状、体征，结合心电图变化可作出诊断。

【治疗原则】

治疗有两个目的：即刻缓解缺血、预防严重不良反应后果。

1. 一般处理 卧床休息，心电监护，吸氧。烦躁不安、疼痛发作频繁剧烈者可给以吗啡、镇静剂，动态监测心肌坏死标记物。

2. 抗缺血治疗

（1）硝酸酯类药物 单次含化不能缓解症状者应每隔 5 分钟一次，共用 3 次，以后持续静脉给药，以 $5\sim10\mu g/min$ 开始，每 $3\sim5$ 分钟增加 $10\mu g/min$，直至症状缓解或血压下降。

（2）β 受体阻断剂合并急性心功能不全者慎用。

（3）CCB 非二氢吡啶类钙拮抗剂。

3. ACEI 或 ARB

4. 抗栓治疗

5. 调脂药物应用，稳定斑块

6. 血运重建治疗

7. 缓解期治疗 经治疗病情稳定，出院后应有长期的冠心病二级防疫治疗方案。ACEI/ARB 不属于抗缺血治疗，应单独列出抗栓治疗，可具体分为：抗血小板治疗、抗凝治疗。在 UA 中不推荐溶栓，易产生歧义。

急性心肌梗死

【概述】

急性心肌梗死是冠脉血流急剧减少或中断，使部分心肌发生严重、持久的缺血而导致的心肌局部坏死，是冠心病分类中的严重类型，死亡率高。临床上根据心电图 ST 段是否抬高分为 ST 段抬高性心肌梗死和非 ST 段抬高性心肌梗死。

【临床表现】

$50\%\sim81.2\%$ 的患者发病前有先兆，常表现为不稳定型心绞痛，最早、最突出的症状为疼痛，疼痛部位和性质与心绞痛相同，但程度较重，持续时间长，休息和含用硝酸甘油不能缓解，疼痛过程中常有血压下降，严重者出现休克。患者可伴有发热、出汗、全身乏力、心动过速、白细胞增高等全身症状，患者可伴有频繁的恶心、呕吐和上腹部胀痛。75%～95%的患者可见心律失常，以起病后的24小时内最多见，各种心律失常中以室性心律失常最多，尤其是室性期前收缩。查体可有心脏增大、心率增快、第一心音减弱、出现第三、四心音奔马律、心包摩擦音、各种心律失常等体征。

（一）ST 段抬高性心肌梗死心电图变化

1. 特征性改变 ①ST 段抬高呈弓背向上型，在面向坏死区周围心肌损伤区的导联上出现；② 宽而深的 Q 波（病理性 Q 波），在面向透壁心肌坏死区的导联上出现；③T 波倒置，在面向损伤区周围心肌缺血区的导联上出现；④在背向心肌坏死区的导联上出现相反的改变，即 R 波增高，ST 段压低和 T 波直立并增高。

2. 动态性改变 ①起病最早期 ECG 可以正常或开始出现高大 T 波；② 数小时后 ST 段抬高，呈弓背向上，与直立的 T 波形成单相曲线；③病理性 Q 波（发生了透壁性心梗）的出现，数小时至 2 天内出现 Q 波，同时 R 波减低，Q 波 70%～80% 永久存在；④T 波倒置逐渐加深，数周至数月后，深倒置的 T 波逐渐变浅，也可永存。

（二）非 ST 段抬高性心肌梗死心电图变化

1. 特征性改变 ①无病理性 Q 波，有普遍性 ST 段压低大于 0.1mV，但在 aVR 导联 ST 段抬高，或有对称性 T 波倒置为心内膜下心肌梗死所致；②无病理性 Q 波，也无ST 段变化，仅有 T 波倒置改变。

2. 动态性改变 ①先是普遍性 ST 段压低，继而 T 波倒置加深呈对称型，但始终不出现 Q 波。ST－T 的改变持续数日或数周后恢复正常。②仅有 T 波改变并在 1～6 个月内恢复。

实验室检查包括白细胞增高、血沉增快、C 反应蛋白增高、心肌坏死血清标志物如肌红蛋白、肌钙蛋白 I 或 T、肌酸激酶同工酶（CK－MB）等增高，其中具有特异性的是 3～6 小时肌钙蛋白 T 的增高。

【诊断要点】

急性心肌梗死的诊断必须至少具备下列 3 条标准中的 2 条：①缺血性胸痛的临床病史；②心电图的动态演变；③心肌坏死血清心肌标志物浓度的动态改变。

【治疗原则】

原则：①尽快恢复心肌的血液灌注（首次医疗接触后 30 分钟开始溶栓或 90 分钟内开始介入治疗）以挽救濒死的心肌，防止梗死扩大或缩小缺血心肌的范围；②保护和维持心脏的功能；③处理心律失常、泵衰竭和各种并发症；④防止猝死。

具体措施包括以下几方面。

1. 院前急救 停止任何主动活动和运动；立即舌下含服硝酸甘油片（0.5mg），每 5 分钟可重复使用。但下壁心肌梗死、可疑右室梗死或明显低血压、合并心力衰竭者禁用。

2. 入院后处理

（1）一般处理 ①吸氧、监测生命体征变化。②卧床休息。③建立静脉通道。④阿司匹林 300mg 嚼服，现首选替格瑞洛 180mg 口服。⑤需禁食至胸痛消失，并使用缓泻剂防止便秘。

（2）解除疼痛 可静脉注射 2～4mg 吗啡。心肌再灌注疗法是最有效地解除疼痛的方法。

3. 再灌注治疗

（1）溶栓治疗。

1）禁忌证　①既往任何时间发生过出血性脑卒中，6个月内发生过缺血性脑卒中或脑血管事件。②颅内肿瘤。③近期（2~4周）活动性内脏出血。④可疑主动脉夹层。⑤入院时严重且未控制的高血压（>180/110mmHg）或慢性严重高血压病史。⑥目前正在使用治疗剂量的抗凝药，已知有出血倾向。⑦近期（2~4周）创伤史，包括头部外伤、创伤性心肺复苏或较长时间（>10分钟）的心肺复苏。⑧近期（<3周）外科大手术。⑨近期（<2周）在不能压迫部位的大血管穿刺术。

2）溶栓方法　①尿激酶：剂量为150万U，于30分钟内静脉滴注。②链激酶或重组链激酶：建议150万U于1小时内静脉滴注。③重组组织型纤溶酶原激活剂（rt-PA）：首先静脉注射15mg，继之在30分钟内静脉滴注50mg，再在60分钟内静脉滴注35mg。

3）溶栓再通的判断标准　心电图抬高的ST段于2小时内回降>50%；胸痛2小时内基本消失；2小时内出现再灌注性心律失常；血清CK-MB峰值提前出现（14小时内）。

（2）介入治疗。

（3）紧急冠状动脉旁路搭桥术。

（4）药物治疗　包括消除心律失常、控制休克、纠正酸中毒、治疗心衰等治疗。

第三节　高血压

【概述】

高血压是以体循环动脉压增高为主要临床表现的心血

管综合征，可分为原发性和继发性两大类，原发性高血压的病因不明，继发性高血压常有明确病因，约95%的高血压为原发性高血压。

【临床表现】

高血压大多数起病缓慢，缺乏特殊的临床表现，仅在测量血压时或发生心、脑、肾等并发症时才被发现。常见症状有头晕、头痛、颈项板紧、疲劳、心悸等，呈轻度持续性，在紧张或劳累后加重，不一定与血压水平有关，多可自行缓解。也可出现视力模糊、鼻出血等较重症状，典型的高血压头痛在血压下降后即可消失。高血压体征一般较少。心脏听诊时可有主动脉瓣区第二心音亢进、收缩期杂音或收缩早期喀喇音，个别在颈或腹部可听到血管杂音。随着病情的不断进展，还会引起心、脑、肾及视网膜的病变。

【诊断要点】

非同日测量三次血压值收缩压均≥140mmHg 和（或）舒张压≥90mmHg 可诊断高血压。根据血压升高程度可进一步分为1、2、3级高血压（表2-2）。一旦诊断高血压，必须鉴别是原发性还是继发性。常见的继发性高血压有肾实质性高血压、肾血管性高血压、原发性醛固酮增多症、嗜铬细胞瘤、皮质醇增多症及主动脉缩窄等。

表2-2　血压水平定义及分类

	收缩压（mmHg）	舒张压（mmHg）
正常血压	<120 和	<80
正常高值血压	120～139 和（或）	80～89
高血压	≥140 和（或）	≥90
1级（轻度）	140～159 和（或）	90～99

续表

	收缩压（mmHg）	舒张压（mmHg）
2 级（中度）	160～179 和（或）	100～109
3 级（重度）	≥180 和（或）	≥110
单纯收缩期高血压	≥140 和	＜90

注：当收缩压和舒张压分属于不同分级时，以较高的级别作为标准。

另外，从指导治疗和判断预后的角度出发，还应对高血压患者进行心血管危险分层，按血压水平、是否合并其他心血管危险因素及靶器官损害程度分为低危、中危、高危和很高危四种（表 2 - 3）。危险因素包括：吸烟；血胆固醇＞220mg/dl；糖耐量受损或空腹血糖受损为伴随临床患者非危险因素，危险因素应为糖耐量受损或空腹血糖受损；男性年龄＞55 岁，女性＞65 岁；早发心血管疾病家史（发病年龄：女性＜65 岁，男性＜55 岁）；靶器官损害，左心室肥厚（心电图或超声心电图）；蛋白尿或（和）血肌酐轻度升高（1.2～1.5mg/dl）；超声或 X 线证实有动脉粥样斑块（颈、髂、股或主动脉）；视网膜动脉局灶或广泛狭窄。并发症：心脏疾病（心绞痛、心肌梗死、冠状动脉血运重建术后、心力衰竭）；脑血管疾病（脑出血、缺血性脑卒中、短暂性脑缺血发作）；肾脏疾病（糖尿病肾病、血肌酐升高＞1.5mg/dl）；血管疾病（主动脉夹层、周围动脉疾病）；高血压视网膜严重病变（出血或渗出，视乳头水肿）。

表 2 - 3 高血压患者心血管危险分层标准

其他危险因素和病史	高血压		
	1 级	2 级	3 级
无其他危险因素	低危	中危	高危

续表

其他危险因素和病史	高血压		
	1 级	2 级	3 级
1~2 个危险因素	中危	中危	很高危
≥3 个危险因素或糖尿病或靶器官损害	高危	高危	很高危
临床并发症或合并糖尿病	很高危	很高危	很高危

【治疗原则】

高血压的治疗首先是生活方式的干预，包括减轻体重、减少钠盐摄入（每日低于 6g）、减少脂肪摄入、戒烟限酒、增加运动等。降压药物的使用有四个原则，小剂量开始、优先选择长效制剂，联合用药及个体化。目前常用降压药物可归纳为五大类：利尿剂、β 受体阻断剂、钙通道阻滞剂（CCB）、血管紧张素转换酶抑制剂（ACEI）和血管紧张素 II 受体拮抗剂（ARB）。

1. 利尿剂　主要通过排钠，减少细胞外容量，降低外周血管阻力达到降压目的。利尿剂有噻嗪类、袢利尿剂和保钾利尿剂三类。常用药物有氢氯噻嗪、吲达帕胺、氨苯蝶啶、螺内酯等。利尿剂适用于轻、中度高血压，对单纯收缩期高血压、盐敏感性高血压，合并肥胖或糖尿病、更年期女性和合并心力衰竭和老年人高血压有较强降压效果。利尿剂的主要不良反应是低血钾，还会影响血脂、血糖、血尿酸代谢，但这些不良反应往往发生在大剂量应用时，因此推荐使用小剂量，痛风患者禁用。不同于噻嗪类、袢利尿剂会引起低血钾，保钾利尿剂可引起高血钾，不宜与 ACEI、ARB 合用，因此肾功能不全者慎用。

2. β 受体阻断剂　常用的 β 受体阻断剂有美托洛尔、阿替洛尔、比索洛尔、拉贝洛尔等。适用于各种不同程度的高血压患者，尤其是心律较快的中、青年患者或合并心绞痛和慢性心力衰竭者。主要不良反应是心动过缓及乏力、四肢发冷等，较高剂量治疗时突然停药可导致撤药综合征。虽然糖尿病不是使用 β 阻滞剂的禁忌证，但它增加胰岛素抵抗，还可能掩盖和延长降糖治疗过程中的低血糖反应，使用时要注意。急性心力衰竭、支气管哮喘、病态窦房结综合征、房室传导阻滞和外周血管病患者禁用。

3. CCB 通过阻滞钙离子 L 型通道，抑制血管平滑肌内，从而使血管平滑肌松弛、心肌收缩力降低，使血压下降。常用药物有硝苯地平、非洛地平、氨氯地平等。除心力衰竭外钙拮抗剂较少有禁忌证。相对于其他降压药的优势是对老年高血压患者有较好的降压疗效，长期治疗还有抗动脉粥样硬化作用。主要缺点是开始治疗阶段有反射性交感活性增强，引起心率增快、面部潮红、头痛、下肢水肿，不宜在心力衰竭、窦房结功能低下或心脏传导阻滞者患者中应用。

4. ACEI 主要通过抑制循环和组织 ACE，使血管紧张素 II 生成减少，同时抑制激肽酶使缓激肽降解减少。常用的有卡托普利、依那普利、贝那普利、西拉普利等。降压起效缓慢、逐渐增强。ACEI 具有改善胰岛素抵抗和减少尿蛋白作用，特别适用于伴有心力衰竭、心肌梗死后、糖耐量减退或糖尿病肾病的高血压患者。不良反应是刺激性干咳和血管性水肿。高钾血症、妊娠妇女和双侧肾动脉狭窄患者禁用。

5. ARB 降压作用主要通过阻滞组织 ATII 受体亚型 AT1，更充分有效地阻断 ATII 的血管收缩、水钠潴留与重构作用。常用的有氯沙坦，坎地沙坦、缬沙坦等，降压作用起效缓慢，但持久而稳定。治疗对象与禁忌证与 ACEI 相同。最大的特点是不良反应少，不引起刺激性干咳。

　　总的来说，实际使用时，患者心血管危险因素状况、靶器官损害、并发症、合并症、降压疗效、不良反应以及费用等，都影响降压药的选择。需要注意的是，三种降压药物合理联合方案除有禁忌证外必须包含利尿剂。目前一般主张血压控制目标值应 < 140/90mmHg，部分可降至 130/80mmHg。65 ~ 79 岁以上高血压患者可控制在 < 150/90mmHg，如能耐受可降至 < 140/90mmHg。80 岁以上：< 150/90mmHg。糖尿病或慢性肾脏病、心力衰竭或病情稳定的冠心病合并高血压患者，血压控制目标值为 < 130/80mmHg。

第三章　消化系统疾病

第一节　食管癌

【概述】

食管癌是常见的消化道肿瘤，发病率和死亡率各国差异很大，我国是世界上食管癌高发地区之一。男多于女，发病年龄多在 40 岁以上。

【临床表现】

（一）早期症状

早期食管癌患者症状常不明显，可能有不同程度的吞咽不适感觉，包括咽下食物哽噎感，食物通过缓慢，并有停滞感或异物感。哽噎停滞感常通过吞咽水后缓解。食管癌亦可有胸骨后烧灼样、针刺样或牵拉摩擦样疼痛。

（二）进展期症状

进行性吞咽困难、吞咽疼痛、食物反流、胸背疼痛、消瘦或体重下降。若肿瘤侵犯喉返神经，可出现声音嘶哑；若压迫颈交感神经节，可产生 Horner 综合征；侵入气管或支气管，可形成食管 – 气管或支气管瘘，出现吞咽水或食物时剧烈呛咳，并发生呼吸系统感染，后者有时亦可因食管梗阻致内容物反流入呼吸道而引起。晚期食管癌患者若有肝、脑等脏器转移，可出现黄疸、腹水、昏迷等症状。

【诊断要点】

主要依靠典型病史与食道吞钡 X 线双重造影和内镜及内镜下活检确诊。

【治疗原则】

手术、早期食管癌的内镜治疗、晚期食管癌的姑息手术治疗、放射治疗、化学治疗、光动力治疗、免疫及中医中药治疗。

第二节　急性胃炎

【概述】

急性胃炎指各种外在和内在因素引起的急性广泛性或局限性的胃黏膜急性炎症，症状体征因病因不同而不尽相同。

【临床表现】

急性起病，轻重不一，主要表现为上腹部饱胀、隐痛、食欲减退、嗳气、恶心呕吐。由特殊感染如沙门菌或金葡菌及其毒素致病者，多伴有腹泻、发热，严重者有脱水、酸中毒及休克等。

【诊断要点】

典型病史结合胃镜检查可确诊。

【治疗原则】

去除病因，卧床休息，清淡流质饮食，必要时禁食1～2餐。呕吐、腹泻剧烈者注意补充水与电解质，保持酸碱平衡；对症处理，可给予 H_2 受体拮抗剂或质子泵抑制剂，黏膜保护剂，细菌感染所致者应给予抗生素，腹痛明显可给阿托品或山莨菪碱。

第三节　慢性胃炎

【概述】

慢性胃炎指不同病因引起的各种慢性胃黏膜炎性病变，

是一种常见病，其发病率在各种胃病中居首位。常见慢性非萎缩性胃炎和慢性萎缩性胃炎。

【临床表现】

慢性胃炎缺乏特异性的症状。有症状者表现为上腹痛或不适、上腹胀、早饱、嗳气、恶心等非特异的消化不良症状，这些症状一般无节律性，进食可加重或减轻。此外，还可以有食欲不振、嗳气、反酸等症状。自身免疫性胃炎患者严重可发展为恶性贫血，除贫血外，还可伴维生素 B_{12} 缺乏的其他临床表现。

【诊断要点】

确诊必须依靠胃镜检查和直视下胃黏膜活组织病理学检查；幽门螺杆菌检测有助于病因诊断；怀疑自身免疫性胃炎应检测相关自身抗体及血清胃泌素。

【治疗原则】

1. 饮食　宜进食消化无刺激的食物，忌烟酒、浓茶、咖啡，尽量避免服用对胃黏膜有明显损伤的药物。

2. 根除幽门螺杆菌　目前我国推荐的方案为铋剂＋质子泵抑制剂＋2 种抗菌药物的四联疗法。抗菌药物组成的方案有 4 种：①阿莫西林＋克拉霉素；②阿莫西林＋左氧氟沙星；③阿莫西林＋呋喃唑酮；④四环素＋甲硝唑或呋喃唑酮。推荐的四联方案中，质子泵抑制剂为标准剂量 2 次／天，铋剂为标准剂量 2 次／天，均于餐前 0.5 小时口服；抗菌药物餐后服用，疗程 10～14 天。

3. 对症治疗

（1）以反酸、上腹痛为主要表现者，选用抑酸剂、H_2 受体拮抗剂或质子泵抑制剂。

（2）以腹胀和早饱为主要表现者，选用促动力药物。如甲氧氯普胺、多潘立酮等。

（3）有胆汁反流者除给予促动力药物外，可给予黏膜保护剂如铝碳酸镁等。

第四节 消化性溃疡

【概述】

消化性溃疡主要指发生于胃和十二指肠的慢性溃疡，因溃疡形成与胃酸/胃蛋白酶的消化作用有关而得名，本病好发于任何年龄，胃溃疡多见于中老年，十二指肠溃疡多见于青壮年。

【临床表现】

上腹痛是消化性溃疡的主要症状。十二指肠溃疡疼痛多位于中、上腹或在脐上方偏右处；胃溃疡疼痛多位于中、上腹稍偏高处，或在剑突下和剑突下偏左处。穿透性溃疡可放射至背部。一般为轻至中度持续性痛。疼痛常有典型的节律性，十二指肠溃疡表现为空腹痛即餐后 2～4 小时和（或）午夜痛，腹痛多为进食或服用抗酸药所缓解。胃溃疡疼痛较不规则，常在餐后半小时内发生，至下餐前缓解，下餐进食后再出现上述节律。

【诊断要点】

当患者有慢性病程、周期性发作的节律性上腹疼痛，且上腹痛可为进食或抗酸药所缓解的症状时，应疑诊消化性溃疡，确诊需要胃镜检查。明确溃疡诊断后，应注意搜寻溃疡的病因。

【治疗原则】

1. 注意生活饮食规律，定时进餐，避免辛辣、过咸食物，避免过度劳累和精神紧张，戒烟酒。慎用或不用NSAIDs、激素等药物。

2. 可给予抑制胃酸分泌的药物、保护胃黏膜药物、胃肠动力药物。

3. 幽门螺杆菌相关性溃疡的治疗。

4. 外科治疗包括穿孔修补术、胃大部切除术和迷走神经切断术。

第五节　胃十二指肠溃疡急性穿孔

【概述】

溃疡穿透浆膜层而达游离腹腔即可致急性穿孔。多见于幽门附近的胃小弯侧或十二指肠球部前壁，急性穿孔是胃十二指肠溃疡常见的严重并发症。

【临床表现】

多有较长的胃十二指肠溃疡病史，约有10%患者没有溃疡病史，穿孔前常有暴食、进刺激性食物、情绪激动、过度疲劳等诱发因素。穿孔后，突然出现剧烈腹痛，呈刀割样。腹痛常起始于右上腹或中上腹，持续而较快蔓延至脐周，以至全腹。因胃肠内容物漏入腹腔刺激肠肌，故疼痛可放射至一侧肩部（大多为右侧）。如漏出内容物沿右侧结肠旁沟流入右下盆腔时，可致右下腹疼痛而酷似急性阑尾炎。腹痛时常伴恶心和呕吐。患者多烦躁不安、面色苍白、四肢湿冷、心动过速，甚至血压下降等休克或早期休克表现。

体格检查时，腹痛可因翻身、咳嗽等动作而加剧，故患者常卧床，两腿蜷曲而不愿移动。全腹压痛、肌紧张和反跳痛，甚至呈"木板样"强直；仍以上腹最明显，肠鸣音减低或消失。约有75%的患者肝浊音界缩小或消失，表示有气腹存在。约有80%的患者腹部X线透视可发现膈下游离气体，从而可证实胃肠穿孔的存在。

【诊断要点】

根据溃疡病史和穿孔后持续剧烈腹痛及显著的急性弥漫性腹膜炎表现，X 线检查有膈下游离气体即能确诊，结合腹腔穿刺有助于明确诊断。

【治疗原则】

1. 非手术治疗 适用于症状轻，体征局限，一般情况好的空腹穿孔。主要方法是禁食、禁饮，持续胃肠减压，抑酸，维持水、电解质和酸碱平衡，全身应用广谱抗生素。加强营养支持，治疗过程中应严密观察，6～8 小时后症状和体征不见好转反而加重者，应立即手术治疗。

2. 手术治疗 具体术式有以下几种。①穿孔修补术：用于患者垂危，不能耐受大手术者；或穿孔时间长、组织水肿明显、腹腔感染严重者。为避免术后溃疡的复发，单纯穿孔修补术后应继续行内科抗溃疡药物治疗。②胃大部切除术：用于患者一般情况好病史长、反复发作伴幽门梗阻或大出血，穿孔在 8 小时以内，若超过 8 小时，腹腔污染不重、解剖清楚，尤其是胃溃疡穿孔，可行胃大部切除术。一次性手术不仅治愈穿孔，同时治愈了溃疡病。③穿孔修补术加选择性迷走神经切断术：对十二指肠溃疡穿孔行穿孔修补术加选择性迷走神经切断术，或迷走神经切断加胃窦部切除术。

第六节 胃 癌

【概述】

胃癌是起源于胃黏膜上皮的恶性肿瘤，在我国各种恶性肿瘤中发病率居首位。胃癌可发生于胃的任何部位，其中半数以上发生于胃窦部，胃大弯、胃小弯及前后壁均可受累。绝大多数胃癌属于腺癌。

【临床表现】

早期可无任何症状体征，或仅有上腹不适、"心窝"隐痛等非特异症状，进展期胃癌可有上腹痛，伴早饱、纳差或体重减轻；随病情进展，患者可有上腹痛加重、消瘦、乏力、呕血或黑便，合并幽门梗阻者可呕吐隔夜宿食。

【诊断要点】

胃镜活检和 X 线钡餐检查是诊断胃癌的主要方法。色素内镜、窄波图像系统和放大内镜有助于确诊早期胃癌。

【治疗原则】

无淋巴结转移的早期原位癌，可行内镜治疗或手术治疗，术后不需放、化疗。局部进展期胃癌或有淋巴结转移的早期胃癌，采用以手术为主的综合治疗。成功实施根治术者，根据其病理分期制订术后化疗方案。手术切除是胃癌的主要治疗手段，也是目前唯一可能治愈胃癌的途径。

第七节　肝硬化

【概述】

肝硬化是临床常见的慢性进行性肝病，由一种或多种病因长期或反复作用形成的弥漫性肝损害。早期由于肝脏代偿功能较强可无明显症状，后期则以肝功能损害和门脉高压为主要表现，并有多系统受累，晚期常出现上消化道出血、肝性脑病、继发感染、脾功能亢进、腹水、癌变等并发症。

【临床表现】

（一）代偿期

大部分患者无症状或症状较轻，可有腹部不适、乏力、食欲减退、消化不良和腹泻等症状。

（二）失代偿期

1. 肝功能减退引起的临床表现 消化吸收不良、营养不良、黄疸、出血和贫血、内分泌失调、不规则低热、低白蛋白血症。

2. 门静脉高压引起的临床表现 腹水、门腔侧支循环开放、脾功能亢进及脾大。

【诊断要点】

依据肝功能减退和门静脉高压同时存在的证据。诊断肝硬化时，应尽可能搜寻其病因，以利对因治疗。肝功指标与肝脏的健康与否并不完全平行，当确定有肝脏损伤及肝功能减退时，采用 Child - Pugh 评分对肝功进行分级评估，便于临床诊治决策（表 3 - 1、3 - 2）。

表 3 - 1 肝功能 Child - Pugh 评分

客观指标	分数		
	1	2	3
肝性脑病（期）	无	I ~ II	III ~ IV
腹水	无	少	多
胆红素（μmol/L）	<34	34 ~ 51	>51
白蛋白（g/L）	≥35	28 ~ 35	≤28
凝血酶原时间测定 PT（ > 对照秒）	<4	4 ~ 6	>6

表 3 - 2　肝功能分级及评分

分级	评分	1 年存活率（%）
A	≤6	>95
B	7~9	75~95
C	≥10	50~80

【治疗原则】

现有的治疗方法尚不能逆转已发生的肝硬化，对于代偿期患者，治疗旨在延缓肝功能失代偿进程、预防肝细胞肝癌的发生；对于失代偿期患者，则以改善肝功能、治疗并发症、延缓或减少对肝移植的需求为目标。

（一）保护或改善肝功能

1. 去除或减轻病因。抗 HBV 治疗、抗 HCV 治疗、针对其他病因进行治疗。

2. 慎用损伤肝脏的药物避免服用不必要、疗效不明确的药物，减轻肝脏代谢负担。

3. 合理的肠内营养。

4. 保护肝细胞。

（二）门静脉高压及其并发症的治疗

1. 腹水　限制钠和水摄入、利尿、经颈静脉肝内门腔分流术、排放腹水加输注白蛋白、腹水浓缩回输。

2. 食管胃底静脉曲张破裂出血的治疗及预防　药物、三腔两囊管压迫、内镜治疗。

（三）手术治疗

包括治疗门静脉高压的各种分流、断流及限流术，肝移植是对终末期肝硬化治疗的最佳选择。

第八节 胆囊结石

【概述】

胆囊结石主要见于成人，女性多于男性，40 岁后发病率随年龄增长而增高。结石为胆固醇结石或以胆固醇为主的混合性结石和黑色胆色素结石。

【临床表现】

大多数胆囊结石的患者可不表现出症状，胆绞痛是胆囊结石发作时的典型症状，通常持续半小时以上。在饱食、油腻饮食或体位改变时容易诱发，疼痛位于右上腹部或上腹部，呈阵发性，或持续性疼痛伴阵发性加剧，可向右侧肩胛部或背部放射，常伴有恶心、呕吐。

【诊断要点】

胆囊结石的诊断主要依靠病史和体格检查，典型的胆绞痛是重要依据，影像学检查可确诊，B 超首选，必要时也可选 CT 或 MRI。

【治疗原则】

下列情况应考虑行手术治疗：①结石直径 > 3cm；②胆囊壁钙化或瓷化胆囊；③伴有直径超过 1cm 的胆囊息肉；④胆囊壁增厚，急慢性胆囊炎；⑤老年人（> 60 岁）或伴有其他基础疾病不能耐受急性炎症发作者；⑥上腹部其他较大手术时一并切除。

第九节 急性梗阻性化脓性胆管炎

【概述】

急性梗阻性化脓性胆管炎是由于胆管梗阻和细菌感染，

胆管内压升高，肝脏胆血屏障受损，大量细菌和毒素进入血循环，造成以肝胆系统病损为主，合并多器官损害的全身严重感染性疾病，是急性胆管炎的严重表现形式。

【临床表现】

常有反复胆道疾病发作史。除出现典型的 Charcot 三联征（腹痛、寒战发热、黄疸）外，还可合并休克，神经中枢受抑制的表现，称为 Reynold 五联征。

【诊断要点】

依据典型的 Reynold 五联征，急性梗阻性化脓性胆管炎的诊断并不困难。即使不完全具备 Reynold 五联征 临床也不能完全除外本病的可能。我国肝胆管结石专题研讨会制定了诊断标准：无休克者，应满足以下 6 项中的 2 项即可诊断：①精神症状；②脉搏 >120 次/分；③白细胞计数 $>20 \times 10^9/L$；④体温 >39℃ 或 <36℃；⑤胆汁为脓性或伴有胆道压力明显增高；⑥血培养阳性或内毒素升高。

【治疗原则】

及时手术解除梗阻、胆管引流是治疗本病的最重要措施。

第十节　急性胰腺炎

【概述】

急性胰腺炎是多种病因导致胰酶在胰腺内被激活后引起胰腺组织自身消化、水肿、出血甚至坏死的炎症反应。临床以急性上腹痛、恶心、呕吐、发热和血淀粉酶增高等为特点。

【临床表现】

1. 腹痛　常于饱餐或饮酒后突然发生，疼痛剧烈，多位于上腹部正中偏左，并向左腰背部放射。胆源性胰腺炎开始于右上腹，后来亦转至正中偏左。病情严重时疼痛呈束带状并向两侧腰背部放射。

2. 腹胀 常与腹痛同时存在。腹胀以中上腹为主，腹膜后炎症越重，腹胀越明显，腹腔积液可加重腹胀，患者会出现停止排气、排便，肠鸣音减弱或消失。

3. 恶心、呕吐 早期即可出现，呕吐常剧烈、频繁。呕吐物为胃、十二指肠内容物，有时伴有咖啡样物，呕吐后腹痛不能缓解。

4. 发热 在较轻的水肿型急性胰腺炎可不发热或轻中度发热。

5. 腹膜炎体征 水肿型少见重症，胰腺炎较多出现，伴腹水和（或）肠鸣音消失。

【诊断要点】

符合以下 3 项中的 2 项，即可确诊为急性胰腺炎：①与急性胰腺炎符合的腹痛，急性、持续、中上腹部疼痛，常向腰背部放射；②血清淀粉酶和（或）脂肪酶至少 > 3 倍正常上限值；③增强 CT、MRI 或腹部超声呈现急性胰腺炎影像学表现。

【治疗原则】

1. 针对病因治疗。2. 非手术治疗。3 手术治疗。

第十一节 急性肠梗阻

【概述】

急性肠梗阻是由多种原因引起肠管内容物通过障碍，以腹痛、呕吐、腹胀、肛门停止排气排便（痛、吐、胀、闭）为临床特征的急性梗阻性疾病。

【临床表现】

腹痛；呕吐；腹胀；肛门停止排气、排便。

【诊断要点】

肠梗阻的诊断，必须明确下面几个问题，以决定治疗方案。

1. 是否存在肠梗阻 根据腹痛、呕吐、腹胀、肛门停止排气排便四大症状和腹部可见肠型或蠕动波，肠鸣音亢进等，一般可做出诊断。

2. 是机械性还是动力性肠梗阻 机械性肠梗阻具有上述典型的临床表现，早期腹胀可不显著。麻痹性肠梗阻无阵发性绞痛等肠蠕动亢进的表现，相反肠蠕动减弱或消失，腹胀显著，而且多继发于腹腔严重的感染、腹膜后出血、腹部大手术后等。

3. 是单纯性还是绞窄性 鉴别单纯性和绞窄性肠梗阻非常重要，因为后者有发生肠坏死穿孔的危险，宜早期手术，出现下列情况时，应考虑绞窄性肠梗阻：①腹痛剧烈，由阵发性转为持续性，或在阵发性加重之间仍有持续性腹痛，且不因呕吐而有所减轻；②病情发展迅速，早期很快出现休克，并逐渐加重，经抗休克治疗改善不明显；③有明显的腹膜刺激征，全身中毒症状，如脉率加快，体温升高，白细胞计数增高；④呕吐物、胃肠减压液、肛门排出物为血性，或腹腔穿刺液为血性液体；⑤腹部不对称性隆起或触及孤立肿大肠袢；⑥经积极的非手术治疗而症状体征仍无明显改善者；⑦腹部 X 线检查显示孤立、胀大肠袢，不因时间而改变位置，或者有假肿瘤状阴影，肠间隙增宽，提示有大量的腹腔积液。

4. 是高位还是低位梗阻 高位小肠肠梗阻的特点是呕吐发生早而频繁，腹胀不明显，呕吐物为十二指肠液。低位小肠肠梗阻的特点是腹痛较剧烈，腹胀明显，呕吐出现晚而次数少，并可吐粪样物。腹部 X 线对梗阻部位判断有重要意义，低位小肠肠梗阻，扩张的肠袢在腹中部，呈"阶梯状"排列，而结肠内无积气。

5. 是完全性还是不完全性肠梗阻 完全性肠梗阻呕吐频繁，完全停止排气排便；X 线腹部检查见梗阻以上肠袢明显充气扩张，梗阻以下结肠内无气体。不完全性肠梗阻腹胀较轻或无呕吐；X 线腹部检查肠袢充气扩张不明显。

6. 是什么原因引起的肠梗阻 应根据年龄、病史、体征、X 线检查等几方面分析。肠梗阻最常见原因为粘连，因此，凡有腹部手术史、腹部外伤史以及腹腔与盆腔炎症史者，均有发生粘连性肠梗阻的可能；腹外疝、肠扭转、肠套叠、先天性肠道畸形亦是肠梗阻常见病因。凡有机械性肠梗阻应常规检查腹外疝好发部位，尤其肥胖女性患者应注意其有无股疝；新生儿肠梗阻多为肠道先天性狭窄或闭锁；2 岁以下幼儿以肠套叠多见；儿童则以蛔虫肠梗阻多见。青壮年饱餐后做剧烈活动以肠扭转常见；老年人以结肠癌或粪便阻塞多见。

【治疗原则】

1. 基础疗法

（1）禁食禁水，持续胃肠减压。

（2）纠正水、电解质和酸碱失衡。

（3）防治感染和中毒。

（4）对症治疗，镇静解痉止痛。

2. 解除梗阻

（1）非手术治疗。

（2）手术治疗。

第十二节　急性阑尾炎

【概述】

急性阑尾炎是外科常见病，居各种急腹症的首位。右下腹阑尾区（麦氏点）固定压痛是该病重要体征。

【临床表现】

1. 腹痛　为转移性右下腹疼痛。典型的急性阑尾炎开始有中上腹或脐周疼痛，数小时后腹痛转移并固定于右下腹。大部分患者有典型转移性右下腹痛病史。少数患者的病情发展快，疼痛初始可局限于右下腹。

2. 胃肠道症状　单纯性阑尾炎的胃肠道症状并不突出。在早期可能由于反射性胃痉挛而有恶心、呕吐。盆腔位阑尾炎或阑尾坏疽穿孔可因直肠周围炎而排便次数增多。并发腹膜炎、肠麻痹则出现腹胀和持续性呕吐。

3. 全身症状　发热、头痛、乏力。一般只有低热，无寒战，一般不超过38℃。高热多见于阑尾坏疽、穿孔或已并发腹膜炎。伴有寒战和黄疸，则提示可能并发化脓性门静脉炎。

【诊断要点】

急性阑尾炎的临床诊断主要依据病史、临床症状、体征和实验室检查。转移性右下腹痛、右下腹固定的压痛或伴有反跳痛、肌紧张、炎症反应表现（白细胞升高、体温升高等）是诊断典型急性阑尾炎的主要依据。

【治疗原则】

1. 非手术治疗

（1）适应证　①急性单纯性阑尾炎，伴有其他脏器严重疾病属手术禁忌者。②急性阑尾炎发病已超过72小时，合并局限性腹膜炎，形成炎性肿块，也应采用非手术治疗，使炎性肿块吸收，再考虑择期阑尾切除。③阑尾周围脓肿处于局限者，宜非手术治疗，以后再择期行阑尾切除术。

（2）措施 ①卧床休息、禁食，静脉输液等。②抗生素应用，通常选用对 G^- 菌效果较佳的第三代头孢菌素，必要时加用甲硝唑抗厌氧菌治疗。

2. 手术治疗 急性阑尾炎诊断明确者，尽早行阑尾切除术。其手术方式有：①开腹阑尾切除术；②腹腔镜阑尾切除术。

第十三节 结、直肠癌

一、结肠癌

【概述】

结肠癌是胃肠道常见的恶性肿瘤之一，在我国的发病率有增高的趋势。以 41~65 岁年龄组发病率最高，好发部位依次为乙状结肠、回盲部、升结肠、降结肠和横结肠。

【临床表现】

1. 排便习惯和粪便性状的改变 常为最早出现症状，排便次数增多、腹泻、便秘、粪中带血、脓或黏液。可交替出现腹泻与便秘。

2. 腹部不适 常为定位不确定的持续性隐痛，或仅为腹部不适或腹胀感。出现肠梗阻则腹痛加重或表现为阵发性绞痛。

3. 腹部包块 为瘤体或与网膜、周围组织浸润的肿块，质硬、形状不规则，有的可随肠管有一定的活动度，晚期时肿瘤浸润严重，肿块可固定。

4. 肠梗阻表现 中晚期时可出现不全性或完全性低位

肠梗阻症状，如腹胀、腹痛、便秘或便闭，左半结肠肠腔相对狭小，该部多为浸润型癌，肠腔环状狭窄，因此较早出现肠梗阻症状。

5. 全身症状 出现贫血、低热、乏力、消瘦、浮肿等症状，晚期有肝大、黄疸、腹水、水肿、锁骨上淋巴结肿大及恶病质。一般右侧结肠癌的临床表现以全身症状、贫血和腹部肿块为主，而左侧结肠癌以排便习惯改变、肠梗阻、便血为主。

【诊断要点】

凡40岁以上有以下任何一种表现者应视为高危人群：①直系亲属有结直肠癌病史；②有癌症史或肠道有癌前病变；③大便隐血实验持续阳性；④具有以下五项中的两项者：慢性腹泻、慢性便秘、黏液血便、慢性阑尾炎及精神创伤史。

下列辅助检查可供选择：①钡剂灌肠检查；②纤维结肠镜检查；③血清癌胚抗原（CEA）检查；④腹部B超、CT或MRI检查；⑤粪便隐血实验。

【治疗原则】

结肠癌治疗原则是以手术切除为主的综合治疗，同时联合化疗可降低手术后复发率，提高生存率。

1. 手术方法 ①右半结肠切除术；②左半结肠切除术；③横结肠切除术；④乙状结肠癌肿的根治切除。

2. 化学药物治疗 辅助化疗用于根治性手术后，常用的化疗方案均以氟尿嘧啶为基础药物，静脉用药。

二、直肠癌

【概述】

直肠癌是指直肠齿线以上至直肠、乙状结肠交界之间的癌肿，是胃肠道中常见的恶性肿瘤。

【临床表现】

早期直肠癌的临床特征主要为排便习惯改变和便血。

1. 排便异常 直肠刺激症状，排便不尽感、肛门下坠感，有时出现腹泻、里急后重感、大便变细、变扁；癌肿破溃感染：出现大便表面带血，黏液或脓血便。

2. 肠梗阻征象 癌肿增长造成肠腔狭窄，出现腹胀、阵发性腹痛、肠鸣音亢进、排便困难。晚期可发生完全梗阻。

3. 其他 肿瘤侵犯邻近器官，可出现相应的症状，侵犯膀胱可出现尿频、尿痛、血尿，排尿困难等；侵犯阴道时可出现阴道流血，阴道流出粪液；肝转移者可出现肝大、腹水、黄疸、贫血、消瘦，甚至恶病质表现。

【诊断要点】

结合病史、体检、影像学及内镜检查，直肠癌确诊率可达95%。为了早期诊断直肠癌，对大便习惯性改变和便血者进行筛查，初步筛查检查为大便潜血实验，阳性者再做直肠指检、肛门镜或乙状结肠镜检查。

【治疗原则】

根治性手术是直肠癌的主要治疗方法。临床上将直肠癌分为低位直肠癌（距齿状线5cm以内），中位直肠癌（距齿状线5~10cm）；高位直肠癌（距齿状线10cm以上）。

1. 手术治疗 方式有以下几种。①腹会阴联合直肠癌根治术（Miles手术，直肠前切除术）：适用低位直肠癌。②经腹直肠癌切除术（Dixon手术）：是目前最多的直肠癌根治术式。③腹腔镜直肠癌切除术（腹腔镜Miles或Dixon手术）：为近年来逐渐成熟的术式。

2. 化学治疗 作为根治性手术的辅助治疗，可以提高5年生存率。

3. 放射治疗 作为手术切除的辅助疗法有提高疗效的作用。

第十四节　痔

【概述】

痔是直肠下段黏膜下和肛管皮肤下静脉丛发生扩张和屈曲所形成的柔软静脉团，是一种常见的肛肠疾病。任何年龄都可以发生，随年龄增长而发病率增高。

痔根据其所在部位不同分为三类：①内痔：表面由直肠黏膜覆盖，位于齿状线上方，由直肠上静脉丛曲张形成的静脉团块。常见于截石位 3、7、11 点。内痔分度如下所述。Ⅰ度：无明显症状，仅排便带血，无痔块脱出。Ⅱ度：便血，排便时痔块能脱出肛外，排便后自行还纳。Ⅲ度：痔块脱出后，不能自行还纳，须用手还纳。内痔到了Ⅲ度往往已成为混合痔。Ⅳ度：痔块长期脱出，不能还纳或还纳后又脱出。②外痔：表面由肛管皮肤覆盖，位于齿状线下方，由直肠下静脉丛曲张形成的静脉团块。单纯性外痔见于肛门周围。常见的有血栓性外痔、结缔组织外痔（皮垂）、静脉曲张性外痔及炎性外痔。③混合痔：表面由肛管皮肤和直肠黏膜所覆盖，位于齿状线上下，是由直肠上、下静脉丛之间彼此吻合相通形成的静脉团块。

【临床表现】

1. 便血 无痛性间歇性便后有鲜红色血液排出是其特点，是内痔或混合痔早期常见的症状。患者常在便池滴入鲜血或便纸上发现鲜血。重者为喷射状，便血可自行停止。

2. 痔块脱出 内痔或混合痔发展到Ⅱ度以上，即可脱出肛门外。多先有便血后有脱垂，因痔块增大，逐渐与肌层分离，排便时被推出肛门外。轻者在大便时脱垂，便后可自行回复，重者需用手推回，更严重者是稍加腹压即脱出肛外，如咳嗽、行走等腹压稍增时，痔块就能脱出，回复困难，无法参加劳动。有少数患者痔块脱出是首发症状。

3. 疼痛 单纯性内痔无疼痛，少数有坠胀感，当内痔或混合痔脱出嵌顿，出现水肿、感染、坏死时，则有不同程度的疼痛。

4. 瘙痒 痔块脱出及肛管括约肌松弛，常有分泌物流出，由于分泌物刺激，肛门周围往往会瘙痒不适，甚至出现皮肤湿疹，患者极为难受。

【诊断要点】

血栓性外痔可清楚地见于肛门周围，为一肿胀瘀血长圆形肿块，有时可见其内紫色血栓，不活动，压之疼痛。Ⅱ度以上的内痔或混合痔，最好在患者排便后立即观察，方能见到真正的严重程度，Ⅰ度内痔可借肛镜检查见到。虽然指检不能扪出痔块，但在进行肛镜检查前一定要做指检。指检不但可以排除其他病变，并且可以判断肛镜检查是否可以进行。

【治疗原则】

无症状的痔，只要注意饮食，保持大便通畅，预防并发症出现，不需治疗。痔各种治疗方法的目的是在于减轻或消除症状。

1. 一般治疗 痔的初期注意饮食，多吃蔬菜，保持大便通畅，温水坐浴，保持会阴部清洁，预防并发症的发生。

2. 内痔栓塞疗法

3. 胶圈套扎疗法

4. 手术疗法 其方式有痔单纯切除术、痔环形切除术、血栓外痔剥离术。

第十五节　结核性腹膜炎

【概述】

结核性腹膜炎是由结核杆菌引起的腹膜慢性、弥漫性炎症。本病的感染途径可由腹腔内结核直接蔓延或血行播散而来。

【临床表现】

1. 全身症状　结核毒血症常见，主要是发热与盗汗。半数以上患者有体重下降、倦怠疲乏现象，后期有营养不良现象，表现为消瘦、水肿、贫血、舌炎、口角炎等。此外，育龄期女性常出现停经及不孕。

2. 腹胀

3. 腹痛

4. 腹泻与便秘

【诊断要点】

有以下情况应考虑本病：①中青年患者，有结核病史，伴有其他器官结核病证据；②发热原因不明2周以上，伴有腹痛、腹胀、腹腔积液、腹部包块或腹壁柔韧感；③腹腔积液为渗出液性质，以淋巴细胞为主，普通细菌培养阴性；④X线胃肠钡餐检查发现肠粘连等征象；⑤结核菌素（PPD）皮肤试验呈强阳性。不典型病例，主要是有游离腹腔积液病例，行腹腔镜检查并做活检，符合结核改变可确诊。有手术指征者剖腹探查。

【治疗原则】

1. 支持治疗。

2. 抗结核化学药物治疗。

第十六节 腹股沟疝

【概述】

腹股沟疝是指腹腔内脏器官通过腹股沟区的缺损向体表突出所形成的疝。腹股沟疝分为腹股沟斜疝和腹股沟直疝两种，腹股沟斜疝占95%。

【临床表现】

1. 腹股沟斜疝 当腹内压增高时，腹股沟区出现一可复性肿块，开始肿块较小，仅在患者站立、劳动、行走、跑步、剧咳或患儿啼哭时出现，平卧或用手压时肿块可自行回纳。

2. 腹股沟直疝 多见于老年体弱者，主要为腹股沟区可复性肿块，位于耻骨结节外上方，呈半球形，多无疼痛及其他不适。当站立时，疝块即刻出现，平卧时消失。肿块不进入阴囊，由于直疝颈部宽大，极少嵌顿。还纳后可在腹股沟三角区直接扪及腹壁缺损，咳嗽时指尖有膨胀性冲击感。用手指在腹壁外紧压内环，让患者起立咳嗽，仍有疝块出现，可与斜疝鉴别。

【诊断要点】

腹股沟疝以临床表现为主要诊断依据，即腹股沟区可出现坠入或不坠入阴囊的肿物，平卧或用手可将其回纳入腹腔。

【治疗原则】

腹股沟疝如不及时处理，疝块可逐渐增大将加重腹壁的缺损而影响劳动力和治疗效果。斜疝又常可发生嵌顿或绞窄而威胁患者生命，因此腹股沟疝应早期实施手术修补。

1. 非手术治疗 婴儿腹肌可随躯体生长逐渐强壮，疝有自愈的可能。故 1 岁以下婴儿暂不手术。可用棉线束带压住腹股沟内环。年老体弱者或伴有引起腹内压增高等疾病不能手术者，可用特制的疝带、疝托等。

2. 手术治疗 手术是治疗腹股沟疝唯一的治疗方法。其方式有传统疝修补术、无张力疝修补术和腹腔镜疝修补术。

（1）传统疝修补术 手术的基本原则是疝囊高位结扎、加强或修补腹股沟管管壁。

（2）无张力疝修补术 是在无张力的情况下，利用人工高分子修补材料对腹股沟管后壁进行修补，常用的修补方式有三种：①平片无张力修补术；②疝环充填式无张力修补术；③巨大补片加强内脏囊手术。

（3）腹腔镜疝修补术 其修补方式有：①经腹膜前法；②完全经腹膜外法；③经腹腔内法；④单纯疝环缝合法。

第十七节 腹部闭合性损伤

【概述】

腹内实质性脏器（肝、脾、肠系膜等）破裂的主要临床表现是内出血，常表现以休克为主；出血多者可有明显的腹胀和移动性浊音，腹内空腔脏器损伤（肠胃、胆囊、膀胱等）破裂的主要临床表现是腹膜炎。

一、脾破裂

【临床表现】

脾破裂的临床表现以内出血及血液对腹膜引起的刺激为特征，症状常与出血量和出血速度密切相关。出血量大而速度快的很快就会出现低血容量性休克；出血量少而慢者症状轻微，除左上腹轻度疼痛外无其他明显体征。

【诊断要点】

1. 受伤史 左侧腹部、背部受伤史。

2. 出血表现 左上腹疼痛、面色苍白、脉搏加快、血压下降、尿少等，出血量多甚至发生休克。

3. 腹部体格检查 左上腹压痛，腹膜刺激征不明显。

【治疗原则】

脾破裂的处理原则虽以手术为主，但应根据损伤的程度和当时的条件，尽可能采用不同的手术方式，全部或部分地保留脾脏。

二、肝破裂

【临床表现】

肝破裂后胆汁溢入腹腔，故腹痛和腹膜刺激征较为明显。肝破裂后，血液有时可能通过胆管进入十二指肠而出现黑便或呕血（即胆道出血）。

【诊断要点】

1. 受伤史 右侧腹部受伤史。

2. 出血表现 神志淡漠、面色苍白、脉搏加快、血压下降、尿少等，甚至发生休克。

3. 腹部体格检查 因伤后胆汁渗漏入腹腔，腹痛和腹膜刺激征较为明显。

【治疗原则】

肝破裂原则上应紧急手术治疗，基本要求彻底清创，严格止血，防止出现胆瘘，应充分引流。经术前准备充分后，一旦决定手术，应迅速剖开腹腔。手术切口应足够大，以便充分显露肝。进入腹腔后，往往由于出血汹涌影响探查伤情。此时，术者应迅速在肝十二指肠韧带绕一个细导尿管或细的条带，将其缩紧，阻断入肝血流。阻断入肝血流的时限每次最好不要超过 20 分钟；肝硬化时每次不宜超过 15 分钟，必要时可分次进行。

第十八节　非酒精性脂肪性肝病

【概述】

非酒精性脂肪性肝病（NAFLD）是指除外酒精和其他明确的肝损害因素所致的，以肝细胞变性为主要特征的临床病理综合征。非酒精性脂肪性肝病包括单纯性脂肪性肝病以及由其演变的脂肪性肝炎和肝硬化。

【临床表现】

NAFLD 起病隐匿，发病缓慢，常无症状。少数患者可有乏力、右上腹轻度不适、肝区隐痛或上腹胀痛等非特异症状。严重脂肪性肝炎可出现黄疸、食欲不振、恶心、呕吐等症状。常规体检部分患者可发现肝肿大。发展至肝硬化失代偿期则其临床表现与其他原因所致肝硬化相似。

【诊断】

临床诊断标准为：凡具备下列第①～⑤项和第⑥或第⑦项中任何一项者即可诊断为 NAFLD。①有易患因素：肥胖、2 型糖尿病、高脂血症等。②无饮酒史或饮酒折合乙醇量男性每周 < 140g，女性每周 < 70g。③除外病毒性肝炎、药物性肝病、全胃肠外营养、肝豆状核变性等可导致脂肪性肝病的特定疾病。④除原发疾病的临床表现外，可有乏力、消化不良、肝区隐痛、肝脾肿大等非特异性症状及体征。⑤血清转氨酶和 γ - 谷氨酰转肽酶、转铁蛋白升高。⑥符合脂肪性肝病的影像学诊断标准。⑦肝组织学检查改变符合脂肪性肝病的病理学诊断标准。

【治疗】

1. 针对病因治疗　治疗糖尿病、高脂血症、对于多数单纯性脂肪性肝病和非酒精性脂肪性肝炎有效。生活方式的改变在 NAFLD 的治疗中至关重要。

2. 药物治疗

3. 其他治疗　对改变生活方式和药物无反应者，可通过减重手术进行治疗。

4. 患者教育

第十九节　克罗恩病

【概述】

克罗恩病（CD）是一种病因尚不十分清楚的胃肠道慢性炎性肉芽肿性疾病。病变多见于末段回肠和邻近结肠，但从口腔至肛门各段消化道均可受累，呈节段性或跳跃式分布。临床上以腹痛、腹泻、体重下降、腹块、瘘管形成和肠梗阻为特点，可伴有发热等全身表现以及关节、皮肤、眼、口腔黏膜等肠外损害。

【临床表现】

腹痛、腹泻和体重下降三大症状是本病的主要临床表现。但本病的临床表现复杂多变，这与临床类型、病变部位、病期及并发症有关。

（一）消化系统表现

1. 腹痛　为最常见症状。多位于右下腹或脐周，间歇性发作。体检常有腹部压痛，部位多在右下腹。可出现持续性腹痛和明显压痛，提示炎症波及腹膜或腹腔内有脓肿形成。

2. 腹泻　粪便多为糊状，一般无脓血和黏液。病变涉及下段结肠或肛门直肠者，可有黏液血便及里急后重。

3. 腹部包块 见于10%～20%患者，由于肠粘连、肠壁增厚、肠系膜淋巴结肿大、内瘘或局部脓肿形成所致。多位于右下腹与脐周。

4. 瘘管形成 是克罗恩病的特征性临床表现，因透壁性炎性病变穿透肠壁全层至肠外组织或器官而成。

5. 肛门周围病变 包括肛门周围瘘管、脓肿形成及肛裂等病变。有时这些病变可为本病的首发或突出的临床表现。

（二）全身表现

本病全身表现较多且较明显，主要有以下几方面。

1. 发热 为常见的全身表现之一，与肠道炎症活动及继发感染有关。

2. 营养障碍 由慢性腹泻、食欲减退及慢性消耗等因素所致。主要表现为体重下降，可有贫血、低蛋白血症和维生素缺乏等表现。

（三）肠外表现

以口腔黏膜溃疡、皮肤结节性红斑、关节炎及眼病为常见。

【诊断】

对慢性起病，反复发作性右下腹或脐周痛、腹泻、体重下降，特别是伴有肠梗阻、腹部压痛、腹块、肠瘘、肛周病变、发热等表现者，临床上应考虑本病。WHO提出的克罗恩病诊断要点可供参考，见表3-3。

表3-3 CD诊断要点

	临床	影像	内镜	活检	切除标本
1. 非连续性或节段性病变		+			+

续表

	临床	影像	内镜	活检	切除标本
2. 卵石样黏膜或纵行溃疡		+	+		+
3. 全壁性炎症反应改变	+ （腹块）	+ （狭窄）	+ （狭窄）		+
4. 非干酪性肉芽肿				+	+
5. 裂沟、瘘管	+	+			+
6. 肛门部病变	+		+		+

注：具有上述1、2、3者为疑诊；再加上4、5、6三者之一可确诊；具备第4项者，只要再加上1、2、3三者之二亦可确诊。

【治疗】

克罗恩病的治疗目标为诱导维持缓解，预防并发症，改善生存质量。治疗的关键是黏膜愈合。通常需要药物维持治疗以预防复发。

（一）控制炎症反应

1. 活动期

（1）氨基水杨酸制剂　适用于轻度回结肠型及轻、中度结肠型患者。

（2）糖皮质激素　对控制病情活动有较好疗效，适用于各型中、重度患者，以及上述对氨基水杨酸制剂无效的轻、中度患者。

（3）免疫抑制剂　适用于对激素治疗无效或对激素依赖的患者，加用这类药物后可逐渐减少激素用量乃至停用。严重不良反应主要是白细胞减少等骨髓抑制表现，应用时应严密监测。

（4）抗菌药物　主要用于并发感染的治疗。

（5）生物制剂　英夫利昔是一种抗 TNF - $\alpha\alpha$ 的人鼠嵌合体单克隆抗体，可用于 CD 的诱导缓解与维持治疗

2. 缓解期 维持缓解治疗用药时间可至 4 年以上。

（二）对症治疗

解痉、止痛、止泻和控制继发感染等也有助于缓解症状。活动期宜卧床休息，严重者宜禁食，采取肠内或肠外营养支持。贫血者可补充维生素 B_{12}、叶酸或输血。低蛋白血症者可输白蛋白或血浆。

（三）手术治疗

手术后复发率高，故手术适应证主要是针对并发症，包括完全性肠梗阻、瘘管与腹腔脓肿、急性穿孔或不能控制的大量出血及癌变。

第四章　泌尿系统疾病

第一节　急性肾小球肾炎

【概述】

急性肾小球肾炎（acute glomerulonephritis）简称急性肾炎（AGN），是一组以急性肾炎综合征为主要临床表现，以血尿、蛋白尿、水肿和高血压为特征的肾脏疾病，并可伴有一过性肾功能损害。

【临床表现】

本病常急性起病，病情轻重不一，大多预后良好，常可在数月内临床自愈。

1. 前驱感染　绝大多数患者有链球菌的前驱感染，以呼吸道及皮肤感染最常见。在前驱感染后经 1～3 周无症状的间歇期而急性起病。

2. 典型表现

（1）血尿　几乎所有患者均有肾小球源性血尿，约50% 患者可有肉眼血尿，持续 1～2 周即转镜下血尿，多为畸形红细胞。

（2）蛋白尿　可有轻、中度蛋白尿，少数可达肾病水平。蛋白尿患者病理上常呈严重系膜增生。

（3）水肿　90% 以上患者有水肿，一般仅表现为晨起眼睑及颜面部水肿或伴双下肢可凹陷性水肿，少数严重者可波及全身。

（4）高血压　大于50% 患者有轻、中度血压增高，少数严重者可导致心力衰竭及高血压脑病。

3. 严重表现 少数患者在疾病早期（2周之内）可出现严重循环充血、高血压脑病、急性肾功能不全等。

【诊断要点】

1. 典型临床表现 往往有前期链球菌感染史，急性起病，出现血尿、蛋白尿、水肿和高血压，甚至少尿及氮质血症等急性肾炎综合征表现。

2. 鉴别诊断

（1）其他病原体感染后急性肾炎 许多细菌、病毒及寄生虫感染均可引起急性肾炎。常于感染极期或感染后3～5天发病，病毒感染引起的临床症状较轻，血清补体多正常，少有水肿和高血压，肾功能正常，临床过程自限。

（2）系膜增生性肾小球肾炎 潜伏期短，可在感染后数小时至数日内出现以血尿为主要表现的急性肾炎综合征，患者血清C3一般正常，ASO滴度不进行性升高，病情无自愈倾向。

（3）急进性肾小球肾炎 起病过程与急性肾炎相似，但多在早期出现少尿、无尿，肾功能急剧恶化。重症急性肾炎呈现急性肾衰竭与该病相鉴别困难时，应及时做肾活检以明确诊断。

3. 辅助检查

（1）尿液检查 几乎所有患者都有镜下血尿或肉眼血尿。尿中红细胞多为畸形红细胞。尿沉渣可见红细胞管型、颗粒管型。常有蛋白尿，尿蛋白多在 0.5g/24h 以下。

（2）肾功能检查 急性期明显少尿时血尿素氮和肌酐可升高，出现一过性氮质血症。

（3）血清学及免疫学检查 患者血清抗链球菌溶血素O滴度增加 >200U。血清 C3 及总补体下降，8 周内恢复正常，这对诊断本病意义很大。

（4）肾活检病理学检查　若肾小球滤过率进行性下降或病情于 2 个月尚未见全面好转者应及时做肾活检，以明确诊断。

【治疗原则】

本病治疗以休息及对症治疗为主。出现急性肾衰竭者应予透析，待其自然恢复。本病为自限性疾病，不宜应用糖皮质激素及细胞毒药物。

1. 一般治疗　急性期应卧床休息，直至肉眼血尿消失、水肿消退及血压恢复正常。急性期予以低盐（3g/d 以下）饮食。肾功能正常者不需限制蛋白质入量，但氮质血症时应限制蛋白质摄入，并以优质动物蛋白为主。明显少尿者应限制液体入量。

2. 病因治疗　积极治疗上呼吸道或皮肤感染灶。反复发作的慢性扁桃体炎患者，病情稳定后可考虑做扁桃体摘除。

3. 对症治疗

（1）利尿消肿、降血压，预防心脑合并症的发生。

（2）透析治疗　少数发生急性肾衰竭而有透析指征时，应及时给予透析治疗以帮助患者渡过急性期。

（3）中医药治疗　予以祛风利水、清热解毒、凉血止血等疗法。

第二节　慢性肾小球肾炎

【概述】

慢性肾小球肾炎病因大多不明，其起始因素主要与原发病免疫介导的炎症损伤有关，高血压、大量蛋白尿、高血脂等非免疫非炎症因素也有重要作用。

【临床表现】

1. 临床起病特点 本病临床表现差异较大，症状轻重不一，多数起病缓慢、隐匿，以蛋白尿、血尿、高血压、水肿为基本症状，可有不同程度的肾功能损害，最终发展为尿毒症。

（1）蛋白尿 尿蛋白定量常在 $1 \sim 3g/24h$。

（2）血尿 为肾单位性血尿，可出现肉眼血尿。多见于增生性或局灶硬化性为主要病理改变的患者。

（3）高血压 多为持续中等度血压增高，尤其以舒张压增高明显，常伴有眼底视网膜动脉变细、迂曲和动、静脉交叉压迫现象，少数可见絮状渗出物和出血。

（4）水肿 多为眼睑水肿及下肢凹陷性水肿，一般无体腔积液。

（5）肾功能损害 慢性进行性损害，进展速度与病理类型相关。也与治疗情况和有无加速病情发展的许多因素如感染、劳累、血压升高等有关。

2. 辅助检查

（1）血常规 变化不明显，肾功能不全者可有正细胞正色素性贫血。

（2）尿液检查 尿量多在 $1000ml/24h$ 以下，尿比重低于 1.020。尿蛋白增加可达每日 $1 \sim 3g$。尿沉渣可见颗粒管型与透明管型。血尿一般较轻。

（3）肾功能检查 病变早期尿素氮和血肌酐可在正常范围内，随着病情发展可有不同程度的增高，Ccr 下降，浓缩稀释功能减退。

（4）血清补体 C3 正常，或持续降低 8 周以上不能恢复。

（5）肾脏 B 超 在早期双肾体积正常，晚期缩小，肾皮质变薄或肾内结构紊乱。

（6）肾活检可明确其病理分型。

【诊断要点】

一般中青年男性多见，起病缓慢、病情迁延，尿检测异常（蛋白尿、血尿、管型尿）、水肿及高血压病史达 1 年以上，无论有无肾功能损害均应考虑此病，在除外遗传性及继发性肾小球肾炎后，临床上可将其诊断为慢性肾炎。应与下列疾病鉴别。

1. 原发性高血压肾损害 中老年多见，先有较长期高血压，其后再出现肾损害，临床上肾功能损伤（如尿浓缩功能减退、夜尿增多）多较肾小球功能损伤早，尿改变轻微（微量至轻度蛋白尿，可有镜下血尿及管型），常有高血压引起的心、脑并发症。

2. 慢性肾盂肾炎 女性多见，常有反复尿路感染的病史。肾功能损害以肾小管损害为主，氮质血症进展慢。影像学检查可见双肾非对称性损害，呈肾间质性损害影像学征象。

3. 遗传性肾炎（Alport 综合征） 常起病于青少年（多在 10 岁之前），患者有肾（血尿，轻、中度蛋白尿及进行性肾功能损害）、眼（球型晶状体等）、耳（神经性耳聋）异常，并有家族遗传史。

4. 感染后急性肾炎 有前驱感染并以急性发作起病的慢性肾炎需与此病相鉴别。二者潜伏期不同，血清 C3 的动态变化有助鉴别。疾病的转归不同，慢性肾炎无自愈倾向，呈慢性进展，可以鉴别。

5. 继发性肾小球疾病 如狼疮肾炎、糖尿病肾病、过敏性紫癜肾炎等，根据相应的系统表现及特异性实验室检查，一般不难鉴别。

【治疗原则】

慢性肾炎的治疗应以防止或延缓肾功能进行性恶化、改善或缓解临床症状及防治严重合并症为主要目的，争取解除可逆性损害肾脏的因素。

1. 一般治疗

（1）限制食物中蛋白及磷的摄入量。

（2）避免加重肾脏损害的因素。

2. 糖皮质激素和细胞毒药物　一般不主张积极应用。

3. 对症治疗

（1）积极控制高血压和减少尿蛋白　是治疗该病两个重要的环节。高血压的治疗目标：力争把血压控制在理想水平：尿蛋白≥1g/d，血压应控制在125/75mmHg以下；尿蛋白<1g/d，血压控制可放宽到130/80mmHg以下。尿蛋白的治疗目标则为争取减少至<1g/d。ACEI或ARB除具有降低血压作用外，还有减少尿蛋白和延缓肾功能恶化的肾脏保护作用。为治疗慢性肾炎高血压和（或）减少尿蛋白的首选药物。通常要达到减少尿蛋白的目的，应用剂量常需高于常规的降压剂量。肾功能不全患者应用ACEI或ARB要防止高血钾，血肌酐>264μmol/L（3mg/d1）时务必在严密观察下谨慎使用。掌握好适应证和应用方法，监测血肌酐、血钾，防止严重不良反应尤为重要。

（2）应用抗血小板药　大剂量双嘧达莫（300～400mg/d）、小剂量阿司匹林（40～300mg/d）有抗血小板聚集作用，同时对系膜毛细血管性肾炎有一定降尿蛋白作用。

第三节 尿路感染

【概述】

尿路感染（urinary tract infection，UTI），简称尿感，是指尿路因各种病原微生物入侵繁殖而引起的泌尿系统炎症，可有或没有临床症状。多见于育龄期妇女、老年人、免疫力低下及尿路畸形者。

根据感染发生部位不同，分为上尿路感染和下尿路感染，前者为肾盂肾炎，后者为膀胱炎、尿道炎。根据有无尿路功能或解剖结构的异常，可分为复杂性、非复杂性尿感。复杂性尿感多伴有尿路梗阻、引流不畅、结石、畸形及膀胱输尿管反流等结构或功能异常；非复杂性尿感则不伴有上述情况。

尿路感染最常见的致病菌为革兰阴性杆菌，其中以大肠埃希菌最多见，其次为腐生的葡萄球菌、变形杆菌、克雷伯杆菌等。最常见的感染途径是上行感染，约占尿路感染的95%。

【临床表现】

1. 膀胱炎 主要表现为尿频、尿急、尿痛、排尿不适、下腹部疼痛等，可出现血尿。一般无发热、畏寒等全身症状。

2. 急性肾盂肾炎 常见于育龄女性。急性起病，常有全身症状如发热、寒战、头痛、恶心、呕吐、腰痛等，并有尿路感染症状。体格检查可发现肋脊角或输尿管点压痛及叩击痛。

3. 慢性肾盂肾炎 临床表现复杂，急性发作时患者症状明显，类似急性肾盂肾炎。病程一般大于半年并出现肾小管功能受损表现，如夜尿增多、低比重尿等。肾组织纤维化和小动脉硬化导致肾缺血，可引起高血压。病情持续可发展为慢性肾衰竭。

4. 无症状细菌尿 患者完全无临床症状，但尿培养有真性菌尿。常见于女性、尿路器械检查后或原有慢性肾脏疾病并发尿路感染者。

【诊断要点】

1. 症状、体征 急性膀胱炎可有膀胱刺激征；急性肾盂肾炎除膀胱刺激征外，还可伴有寒战、发热、腰痛、肾区叩击痛、肋脊角和输尿管点压痛等表现。

2. 辅助检查

（1）尿常规检查 可有白细胞尿、血尿、蛋白尿。尿沉渣镜检白细胞 >5 个/HP 称为白细胞尿，对尿路感染诊断意义较大。部分尿感患者有镜下血尿，尿沉渣镜检红细胞数多为 3~10 个/HP，呈均一性红细胞尿，极少数急性膀胱炎患者可出现肉眼血尿；蛋白尿多为阴性~微量。部分肾盂肾炎患者尿中可见白细胞管型。

（2）细菌学检查 确立尿路感染诊断主要依靠细菌性检查。可采用清洁中段尿、导尿及膀胱穿刺尿做细菌培养，其中膀胱穿刺尿培养结果最可靠。中段尿细菌定量培养 $\geq 10^5$ CFU/ml，称为真性菌尿，可确诊尿路感染；尿细菌定量培养 $10^4 \sim 10^5$ CFU/ml，为可疑阳性，需复查；如 $< 10^4$ CFU/ml，可能为污染。耻骨上膀胱穿刺尿细菌定性培养有细菌生长，即为真性菌尿。

（3）尿沉渣细菌检查 清洁中段尿沉渣涂片，革兰染色用油镜或不染色用高倍镜检查，计算 10 个视野细菌数，取其平均值，若每个视野下可见 1 个或更多细菌，则提示尿路感染。

（4）化学性检查 现在常用亚硝酸盐还原试验，依据大肠埃希菌等革兰阴性细菌可使尿内硝酸盐还原为亚硝酸盐，此法诊断尿路感染的敏感性 70% 以上，特异性 90% 以上。一般无假阳性，但球菌感染可出现假阴性。该方法可作为尿感的过筛试验。

（5）影像学检查 尿路感染急性期不宜做静脉肾盂造影，可做 B 超检查。对于反复发作的尿路感染或急性尿路感染治疗 7 ~ 10 天无效的女性应行静脉肾盂造影。男性患者无论首发还是复发，在排除前列腺炎和前列腺肥大之后均应行尿路 X 线检查以排除尿路解剖和功能上的异常。

【治疗原则】

1. 一般治疗 多饮水，勤排尿。可口服碳酸氢钠片 1g，每天 3 次，以碱化尿液、缓解症状、抑制细菌生长。尿路感染反复发作者应积极寻找病因，及时祛除诱发因素。

2. 病因治疗

（1）急性膀胱炎

短疗程疗法：目前更推荐此法，与单剂量疗法相比，短疗程疗法更有效，耐药性并无增高，可减少复发，增加治愈率。可选用磺胺类、喹诺酮类、半合成青霉素或头孢类等抗生素，任选一种药物，连用 3 天，约 90% 的患者可治愈。

停服抗生素 7 天后，需进行尿细菌定量培养。如结果阴性表示急性细菌性膀胱炎已治愈；如仍有真性细菌尿，应继续给予 2 周抗生素治疗。对于妊娠妇女、老年患者、糖尿病患者、机体免疫力低下及男性患者不宜使用单剂量及短程疗法，应采用较长疗程。

（2）肾盂肾炎 首次发生的急性肾盂肾炎的致病菌 80% 为大肠埃希菌，在留取尿细菌检查标本后应立即开始治疗，首选对革兰阴性杆菌有效的药物。72 小时显效者无须换药；否则应按药敏结果更改抗生素。病情较轻者可在门诊口服药物治疗，疗程 10～14 天。常用药物有喹诺酮类（如氧氟沙星 0.2g，每天 2 次；环丙沙星 0.25g，每天 2 次）、半合成青霉素类（如阿莫西林 0.5g，每天 3 次）、头孢菌素类（如头孢呋辛 0.25g，每天 2 次）等。治疗 14 天后，通常 90% 可治愈。如尿菌仍阳性，应参考药敏试验选用有效抗生素继续治疗 4～6 周。严重感染全身中毒症状明显者需住院治疗，应静脉给药。常用药物，如氨苄西林 1.0～2.0g，Q4h；头孢噻肟钠 2.0g，Q8h；头孢曲松钠 1.0～2.0g，Q12h；左氧氟沙星 0.2g，Q12h。必要时联合用药。氨基糖苷类抗生素肾毒性大，应慎用。经过上述治疗若好转，可于热退后继续用药 3 天再改为口服抗生素，完成 2 周疗程。治疗 72 小时无好转，应按药敏结果更换抗生素，疗程不少于 2 周。经此治疗，仍有持续发热者，应注意肾盂肾炎并发症，如肾盂积脓、肾乳头坏死、肾周脓肿、感染中毒症等。慢性肾盂肾炎治疗的关键是积极寻找并祛除易感因素。

（3）再发性尿路感染　再发性尿路感染包括重新感染和复发。

1）重新感染　治疗后症状消失，尿菌阴性，但在停药 6 周后再次出现真性细菌尿，菌株与上次不同。多数患者有尿路感染症状，治疗方法与首次发作相同。对半年内发生 2 次以上者，可用长程低剂量抑菌治疗，即每晚临睡前排尿后服用小剂量抗生素 1 次，如复方磺胺甲噁唑 1～2 片或呋喃妥因 50～100mg 或氧氟沙星 200mg，每 7～10 天更换药物一次，连用半年。

2）复发　治疗后症状消失，尿菌阴转后在 6 周内再次出现菌尿，菌种与上次相同（菌种相同且为同一血清型）。复发且为肾盂肾炎者，特别是复杂性肾盂肾炎，在祛除诱发因素（如结石、梗阻、尿路异常等）的基础上，应按药敏选择强有力的杀菌性抗生素，疗程不少于6周。反复发作者，给予长程低剂量抑菌疗法。

第五章 女性生殖系统疾病

第一节 自然流产

【概述】

妊娠 <28 周、胎儿体重 <1000g 而终止者，称为流产。妊娠 <12 周终止者，称为早期流产；≥12 周，<28 周终止者，称为晚期流产。流产分为自然流产与人工流产。自然流产占妊娠总数的 10%~15%，80% 以上是早期流产。

【临床表现】

主要表现为停经后阴道流血与腹痛。

1. 先兆流产 典型表现为停经后出现少量阴道流血。

2. 难免流产 典型表现为阴道流血量增多，下腹痛加剧。妇科检查宫口扩张，有时可见胚胎组织堵塞于宫颈口。

3. 不全流产 部分组织排出，出血量多甚至发生休克。妇科检查宫口扩张，宫颈口有妊娠物堵塞。

4. 完全流产 阴道流血逐渐停止，腹痛逐渐消失。妇科检查宫口关闭。

5. 稽留流产 典型表现为早孕反应消失，胎动消失；妇科检查宫颈口未开、子宫小于孕周、胎心消失。稽留时间过长可致凝血功能障碍，导致 DIC。

6. 复发性流产 指与同一性伴侣连续自然流产 ≥3 次者。

7. 流产合并感染 流产过程中，若有组织残留于宫腔、阴道流血时间长或非法堕胎，引起宫腔感染。

【诊断要点】

结合病史、临床表现及辅助检查诊断。常用辅助检查如下。

1. B 型超声检查。

2. 妊娠试验。

3. 测定血孕酮水平 各种类型流产的鉴别见表 5 - 1。

表 5 - 1 各种类型的流产鉴别

类型	病史			妇科检查		辅助检查	
	出血量	下腹痛	组织排出	宫颈口	子宫大小	β-hCG	B超
先兆流产	少	无或轻	无	闭	与孕周相符	+	胎心搏动
难免流产	中一多	加剧	无	扩张	相符或略小	+/-	无胎心搏动
不全流产	少一多	减轻	部分排出	扩张或有物堵塞	小于孕周	-	组织物残留
完全流产	少一无	无	全部排出	闭	正常或略大	-	无胚胎组织

【治疗要点】

1. 先兆流产 保胎治疗。卧床休息，禁性生活，必要时镇静。黄体功能不足者给予黄体酮 10~20mg，肌注，每日或隔日一次。观察阴道流血及腹痛情况，监测血 β-hCG 并行 B 超检查了解保胎效果。

2. 难免流产 确诊后应尽早使妊娠物完全排出。早期流产应及时行刮宫术，刮出物送病理检查；晚期流产可给予缩宫素 10~20U 加于 5% 葡萄糖注射液 500ml，静脉滴注，促进宫缩，妊娠物娩出后应检查是否完整，必要时应进行刮宫以清除宫腔内残留物。同时给予抗生素预防感染。

3. 不全流产 确诊后应尽快清宫。阴道大量出血伴休克者，应同时补液输血，并予以抗生素预防感染。

4. 完全流产 不须特殊处理。

5. 稽留流产 及时清宫。处理前应检查凝血功能，并做好输血准备。若凝血功能正常，先口服雌激素 3 天，以提高子宫肌肉对缩宫素的敏感性。子宫 < 12 孕周者行刮宫术；子宫 > 12 孕周者静脉滴注缩宫素引产。若出现凝血功能障碍，应尽早使用肝素、纤维蛋白原并输鲜血、新鲜冰冻血浆等，凝血功能改善后再行刮宫。

6. 复发性流产 对因处理。染色体异常夫妇应行孕前遗传咨询确定是否可以妊娠；黄体功能不足或原因不明者妊娠后，应行保胎治疗至妊娠 12 周或超过以往发生流产的周数；宫颈内口松弛者应于妊娠前行宫颈内口修补术，或于孕 12 ~ 14 周行宫颈内口环扎术。

7. 流产合并感染 控制感染的同时应尽快清宫。

第二节　异位妊娠

【概述】

受精卵于宫腔外着床称为异位妊娠，习称"宫外孕"，是妇产科常见的急腹症，发病率约 2%，最常见的是输卵管妊娠，约占异位妊娠的 95%，其中壶腹部妊娠最多见，约占 78%，其次为峡部、伞部妊娠，间质部妊娠较少见。本节主要介绍输卵管妊娠。

【临床表现】

1. 症状

(1) 停经　壶腹部或峡部妊娠多有 6 ~ 8 周停经史。间质部妊娠可停经达 3 个月。25% 的异位妊娠患者可无明显停经史。

（2）腹痛　为主要症状。输卵管妊娠流产或破裂前，常表现为一侧下腹部隐痛或酸胀感；输卵管妊娠流产或破裂时，突感一侧下腹部撕裂样疼痛；若血液积聚于直肠子宫陷凹，可出现肛门坠胀感；若血液由下腹流向全腹，疼痛可由下腹向全腹扩散，当血液刺激膈肌，可引起肩胛部放射性疼痛与胸部疼痛。

（3）阴道流血　色暗红、量少、呈点滴状。有5%表现为阴道大量流血。

（4）晕厥与休克　症状与阴道流血量不成正比。

（5）腹部包块　位置较高或包块较大者，可于腹部扪及。

2. 体征

（1）贫血及休克体征。

（2）腹部检查　下腹有明显压痛与反跳痛，腹肌轻微紧张。出血较多时，移动性浊音阳性。

（3）妇科检查　阴道后穹隆饱满，有触痛；宫颈有举痛或摇摆痛；子宫略大较软，内出血多时有漂浮感；一侧附件或子宫后方可触及边界不清、形状、大小、质地不一、触痛明显的肿块。

【诊断要点】

输卵管妊娠未破裂或流产前，临床表现不典型，需结合以下辅助检查。

1. 血 β – hCG 测定　是早期诊断异位妊娠的重要方法。连续动态检测血 β – hCG 水平，若倍增时间 >7 日，异位妊娠可能性大，倍增时间 <1.4 日，异位妊娠可能性小。

2. 血清孕酮测定　对诊断异位妊娠意义不大。

3. B 型超声检查　当血 β – hCG 值 ≥3500IU/L 而阴道超声未见宫内妊娠囊者应怀疑为异位妊娠。

4. 经阴道后穹隆穿刺 一种简单可靠的诊断方法，适用于疑有腹腔内出血者。抽出暗红色不凝血液，表明存在血腹症；穿刺阴性者不能排除异位妊娠。

5. 腹腔镜检查 不再是诊断异位妊娠的金标准，很少用于诊断，主要用于治疗。

6. 子宫内膜病理检查 仅见蜕膜未见绒毛，可协助诊断异位妊娠。

【治疗原则】

1. 药物治疗

（1）化学药物治疗 适用于要求保存生育能力的早期输卵管妊娠患者。应具有以下条件：①无药物治疗的禁忌证；②输卵管妊娠包块直径≤4cm；③血 β - hCG < 2000IU/L；④输卵管妊娠未发生破裂或流产；⑤无明显内出血。常用甲氨蝶呤（MTX），每日 0.4mg/（kg·d），肌注，5 日为一疗程或 50mg/m^2，单次肌注。也可在 B 型超声引导下穿刺妊娠囊或在腹腔镜下将 MTX 直接注入妊娠囊内。用药后定期监测血 β - hCG（第 4、7 天）及 B 超。若用药后 14 日血 β - hCG 下降并连续 3 次阴性，腹痛减轻或阴道流血减少为显效。若病情未改善，甚至发生急性腹痛或输卵管破裂症状，应立即改行手术治疗。

（2）中药治疗 起活血化瘀、消炎作用。

2. 手术治疗 主要治疗方法。

（1）指征 ①生命体征不稳定或有腹腔内出血征象者；②异位妊娠有进展者如血 β - hCG > 3000IU/L 或持续升高、附件区包块增大等；③药物治疗无效或有禁忌者；④诊断不明确者；⑤随诊不可靠者。

（2）手术方式

1）保守手术 保留患侧输卵管。适用于有生育要求的年轻妇女。多采用腹腔镜手术。

2）根治手术 切除患侧输卵管，适用于无生育要求、内出血多并发休克的急症患者。异位妊娠破裂大出血者应在积极纠正休克同时紧急手术。大出血者可进行自体输血。

3. 期待治疗 适用于病情稳定，血 β – hCG < 1500IU/L 且持续下降者，需患者知情同意。

第三节 妊娠期高血压疾病

【概述】

妊娠期高血压疾病（HDP）是妊娠期特有的疾病，我国的发病率为 9.4% ~ 10.4%。多数病例于妊娠 20 周后出现一过性高血压、蛋白尿、水肿症状，分娩后消失，严重者出现昏迷、抽搐、心肾衰竭等，严重影响母婴健康（表 5 –2）。

【分类及临床表现】

表 5 – 2 妊娠期高血压疾病分类及临床表现

分类	临床表现
妊娠期高血压	妊娠期首次出现 BP≥140/90mmHg，产后 12 周恢复正常；尿蛋白（－）；少数患者可伴有上腹部不适或血小板减少，产后方可确诊
子痫前期	①高血压妊娠 20 周后出现 BP≥140/90mmHg。BP≥160/110mmHg 可诊断为重度子痫前期 ②24 小时尿蛋白≥0.3g 或随机尿蛋白（＋），尿蛋白/肌酐比值≥0.3。尿蛋白>2g/24h 为重度子痫前期 ③无蛋白尿，但高血压伴以下任一表现：持续性头痛、视觉障碍或其他中枢神经系统异常表现；持续性上腹痛及肝包膜血肿或肝破裂表现；血小板<100×10^9/L；微血管内溶血；血清肌酐≥1.1mg/dL；少尿；血清 ALT 或 AST 为正常值的 2 倍以上；肺水肿。满足以上任意一项可诊断为重度子痫前期

续表

分类	临床表现
子痫	子痫前期孕妇抽搐不能用其他原因解释。子痫可发生于产前、产时及产后
慢性高血压并发子痫前期	高血压孕妇妊娠 20 周前无尿蛋白，出现尿蛋白 > 0.3g/24h；高血压孕妇妊娠 20 周后尿蛋白突然增加或血压进一步升高等重度子痫前期表现
妊娠合并慢性高血压	妊娠前或妊娠 20 周前收缩压 ≥140mmHg 和（或）舒张压 ≥90mmHg，妊娠期无明显加重；或妊娠 20 周后首次诊断高血压并持续至产后 12 周后

【诊断要点】

结合病史、临床表现及辅助检查诊断，常用辅助检查如下。

1. 妊娠期高血压　血尿常规、肝肾功能、ECG、产科B 超，必要时查血脂、甲状腺功能、凝血功能。

2. 子痫前期及子痫　除上述检查外，酌情增加以下检查。

（1）24 小时尿蛋白定量　重度子痫前期患者应每日查尿蛋白。

（2）眼底检查　可见视网膜小动脉痉挛、视网膜水肿、出血或絮状渗出，严重时可致视网膜剥离。

（3）其他　血电解质、肝肾超声、动脉血气、心脏彩超及心功能测定、超声检查胎儿生长发育指标、头颅 CT 或 MRI 等。

【治疗原则】

治疗原则为休息、镇静、预防抽搐、有指征的降压和利尿、密切监测母儿情况、适时终止妊娠。妊娠期高血压应休息、镇静、监测母胎情况，酌情降压；子痫前期应镇静、预防抽搐、有指征的降压和利尿、密切监测母儿情况、预防和治疗严重并发症、适时终止妊娠；子痫患者行急诊处理、控制抽搐及预防抽搐再发、控制血压、病情稳定后终止妊娠、预防并发症。妊娠期高血压及无严重征象的子痫前期可门诊或住院治疗，重度子痫前期及子痫应住院治疗。

1. 评估及监测

（1）询问孕妇是否出现头痛、眼花、上腹不适等症状，每日测血压及体重、尿量、血尿常规，监测胎儿胎动、胎心等。

（2）孕妇特殊检查　眼底、凝血功能、重要脏器功能、血脂、血尿酸、蛋白定量等。

（3）胎儿特殊检查　NST、B超测胎儿生长发育及羊水量等。

2. 一般治疗

（1）休息及饮食　侧卧为宜，高蛋白、适度限盐。

（2）镇静　必要时：①睡前给予地西泮 2.5～5mg 口服；②苯巴比妥 30mg 口服，3 次/日。

（3）间断吸氧。

3. 降 压　未并发脏器损伤者收缩压降至 130～155mmHg，舒张压降至 80～105mmHg；并发脏器损伤者收缩压降至 130～139mmHg，舒张压降至 80～89mmHg。用药指征：①血压≥160/110mmHg、舒张压≥110mmHg；②原发性高血压、妊娠前高血压已用降压药者。首选口服降压药，必要时采用静脉给药。常用药物有拉贝洛尔、酚妥拉明、硝苯地平、尼莫地平、硝普钠、甲基多巴等。妊娠中晚期禁用 ACEI 及 ARB 类降压药。

4. 硫酸镁防治抽搐

（1）控制子痫　静脉给药：先将 25% 硫酸镁 10～20ml

加于 10% 葡萄糖注射液 20ml 中，缓慢静脉推注，15～20分钟推完，或加于 5% 葡萄糖 100ml 快速静滴；继之 25%硫酸镁 60ml 加于 5% 葡萄糖 500ml 静滴维持，1～2g/h。②肌内注射：25% 硫酸镁 20ml 加 2% 利多卡因 2ml，臀肌深部注射。总量为 25～30g/日，疗程 24～48 小时。

（2）预防子痫　用量同前，用药时间参考病情，病情稳定者用药 5～7 天后停药。

（3）产后新发现高血压合并头痛或视力模糊　建议用药。

（4）注意事项　①用药前及用药过程中应检查膝腱反射是否减弱或消失；②呼吸 ≥16 次/分；③尿量 ≥17ml/h 或 ≥400ml/24h；④备 10% 葡萄糖酸钙 10ml 解毒（5～10分钟静脉推完）；⑤肾功能不全时应减量或停用硫酸镁；⑥有条件时监测血镁浓度；⑦重度子痫前期产后继续用药至少 24～48 小时。

5. 扩容　不推荐，仅用于血液明显浓缩、血容量相对不足、血液高凝。

6. 利尿　仅用于全身性水肿、肺水肿、脑水肿、急性心衰、肾功能不全。常用甘露醇、呋塞米等。

7. 纠正低蛋白血症　补充白蛋白、血浆。

8. 促胎肺成熟　孕龄 <34 周者，可给予倍他米松 12mg，肌肉注射，24 小时一次，共 2 次或地塞米松 6mg，肌内注射，12 小时一次，共 4 次。

9. 适时终止妊娠

（1）终止妊娠时机　①妊娠期高血压、非重度子痫前期孕妇可期待至孕 37 周以后；②重度子痫前期患者孕龄 <26 周经治疗不稳定者建议终止妊娠；③重度子痫前期患者孕龄 26～28 周，根据母儿情况及当地诊疗能力决定是否可继续期待；④重度子痫前期患者 28～34 周，经积极治

疗 24～48 小时病情加重，应终止妊娠，病情稳定可继续期待并及时转至有条件救治早产儿的医疗机构；⑤重度子痫前期患者孕龄 >34 周，胎肺成熟者或孕龄≥37 周可终止妊娠；⑥子痫控制后 2 小时可终止妊娠。

（2）终止妊娠的方式　无剖宫产指征者原则上考虑阴道试产。

（3）分娩注意事项　密切观察自觉症状；监测血压，继续降压至 160/110mmHg 以下；监测胎心；防治产后出血，禁用麦角新碱类药物。

10. 子痫的治疗

（1）急诊处理　首要的是开放呼吸道，保持呼吸道通畅，防止窒息；左侧卧位，建立静脉通道；保持环境安静，避免声光刺激；防止口舌咬伤；防止坠地受伤；保留导尿管监测尿量；密切观察生命体征及神志。

（2）控制抽搐　①首选硫酸镁（见前）；②硫酸镁控制抽搐效果不佳者予以苯巴比妥 0.1g 肌注或冬眠合剂 1/3～1/2 肌内注射。

（3）降压及防治并发症　降压见前。同时密切观察病情变化，及早发现并处理心衰、脑出血、肺水肿、HELLP 综合征、肾衰竭、DIC 等并发症。

（4）终止妊娠　见前。

第四节　妊娠晚期出血

一、前置胎盘

【概述】

妊娠 28 周后，胎盘附着于子宫下段，甚至胎盘下缘达到或覆盖宫颈内口，其位置低于胎先露部，称为前置胎盘，是妊娠晚期阴道流血最常见的原因。国内报道发病率为0.24%～1.57%。孕28周以前，称为胎盘前置状态。

【临床表现及并发症】

1. 症状 典型症状是妊娠晚期或临产时，发生无诱因、无痛性、反复阴道流血。完全性前置胎盘初次出血时间早，出血次数多且量大；边缘性前置胎盘初次出血时间晚，出血量较少；部分性前置胎盘介于两者之间。

2. 体征

（1）一般情况 贫血貌，失血程度与阴道流血量呈正比，大量出血呈现休克体征。

（2）腹部检查 子宫软，无压痛，大小与孕周相符；胎先露高浮，易并发臀位等胎位异常的情况；当前置胎盘附着于子宫前壁时，可于耻骨联合上方听到胎盘杂音。

3. 并发症 产后出血；植入性胎盘；产褥感染；围产儿与早产儿死亡率高。

【诊断要点】

结合病史（多次流产、多次宫腔操作、高龄、剖宫产或多产史）、临床表现及辅助检查诊断。常用检查如下。

1. B 型超声检查 首选。

2. 磁共振检查（MRI） 可用于凶险性前置胎盘怀疑有胎盘植入者。

3. 产后检查胎盘和胎膜 胎盘母体面有陈旧性紫黑色血块附着，或胎膜破口距胎盘边缘 < 7cm，可诊断低置胎盘。

【治疗原则】

治疗原则是抑制宫缩、止血、纠正贫血、预防感染、适时终止妊娠。

1. 期待疗法　适于妊娠 <36 周、胎儿体重 <2300g 且存活、阴道流血量不多、一般情况较好的孕妇。

（1）一般治疗　绝对卧床休息，取左侧卧位；禁性生活、肛查，一般不行阴道检查，如必须行阴道检查时，必须在输液、备血、可立即行剖宫产的条件下进行；间断吸氧，3 次/日，每次 1 小时；适当镇静；监护阴道流血及胎儿宫内情况。

（2）抑制宫缩　用硫酸镁、沙丁胺醇、利托君等药。

（3）纠正贫血　必要时输血。

（4）预防感染。

（5）促胎肺成熟。

2. 终止妊娠　适于反复大量出血甚至休克者（无论胎儿成熟与否）；妊娠 ≥36 周；胎肺成熟者；妊娠 <36 周出现胎儿窘迫征或胎儿电子监护发现胎心异常者；出血量多危及胎儿；胎儿已死或出现难以存活的畸形。首选剖宫产，边缘性前置胎盘、枕先露、无头盆不称与胎位异常、阴道流血不多，估计在短时间内能结束分娩者可阴道试产。

3. 紧急情况下的转运　若当地无医疗条件处理，应先输血、输液，在消毒条件下用无菌纱布填塞阴道，加压包扎腹部后迅速转送至上级医院治疗。

二、胎盘早剥

【概述】

妊娠 20 周以后或分娩期，正常位置的胎盘在胎儿娩出前部分或全部从子宫壁剥离，称为胎盘早剥。起病急，发展快，甚至危及母儿生命，是妊娠晚期严重并发症，我国发病率为 0.46%～2.1%。

【临床表现、分级及并发症】

1. 临床表现　典型表现有突发持续性下腹痛、阴道流血，阴道流血常与失血量不成比例。可伴子宫张力增高、子宫压痛，胎盘附着处尤为明显。严重者子宫板状硬，宫缩无间歇，胎位不清，胎心消失，甚至出现休克表现。

2. Page 分级（表5-3）

表5-3　Page 分级标准

分级	标准
0	分娩后回顾性产后诊断
I	外出血、子宫软、无胎儿窘迫
II	胎儿窘迫或死胎
III	产后出现休克，伴或不伴 DIC

3. 并发症　DIC、产后出血、急性肾衰竭、羊水栓塞、死胎。

【诊断要点】

结合病史、临床表现及辅助检查诊断。常用辅助检查如下。

1. B 型超声检查　胎盘与宫壁间出现液性暗区。

2. 实验室检查　血常规、凝血功能检查、肾功能、二氧化碳结合力及 DIC 筛选试验。

3. 胎心监护　可出现基线变异消失、胎心率变慢、变异减速及晚期减速等。

【治疗原则】

1. 纠正休克　开放静脉通道，迅速补充血容量，最好输鲜血，保持尿量 >30ml/h。

2. 监测胎儿宫内情况　持续监测胎心，对有外伤并疑有胎盘早剥者，至少应行4小时胎心监护。

3. 终止妊娠　确诊II、III级胎盘早剥者及时终止妊娠。

（1）阴道分娩　适于 0～Ⅰ级患者，情况较好，估计短时间内能结束分娩者。人工破膜后，使羊水缓慢流出，再用腹带裹紧腹部，第二产程可静脉滴注缩宫素，密切观察产妇血压、心率、宫高、阴道流血量并行胎儿电子监护，充分备血，若发现病情加重或胎儿窘迫，应改行剖宫产。胎儿已死而孕妇生命体征平稳者，也首选阴道分娩。

（2）剖宫产指针　①Ⅱ级胎盘早剥不能在短时间内结束分娩者；②Ⅰ级胎盘早剥出现胎儿窘迫征象者；③Ⅲ级胎盘早剥产妇病情恶化，胎儿已死，不能立即分娩者；④破膜后产程无进展者。术中发现子宫胎盘卒中时，应按摩子宫并用热盐水纱垫湿热敷子宫，若出血难以控制，可于输新鲜血液的同时行子宫次全切除术。

4. 处理并发症　DIC 高凝阶段应及早应用肝素，在应用肝素与补充凝血因子的基础上应用抗纤溶药物；并发肾衰的患者应在补足血容量基础上给予利尿剂，出现尿毒症时应行透析治疗；胎儿娩出后立即给予宫缩剂，行人工剥离胎盘术及子宫按摩等方法防治产后出血，若出血仍不能控制应按凝血功能障碍处理。

第五节　产后出血

【概述】

产后出血（PPH）指胎儿娩出后 24 小时内失血量超过500ml，剖宫产时失血量达到 1000ml，为分娩期严重并发症，居我国产妇死亡原因首位。其发病率占分娩总数的2%～3%，由于分娩时收集和测量失血量有一定难度，估计失血量偏少，实际发病率更高。

【临床表现】

胎儿娩出后阴道大量流血及失血性休克等相应症状，是产后出血的主要临床表现。

1. 阴道流血　①软产道裂伤：胎儿娩出后立即发生阴道流血，色鲜红。②胎盘因素：胎儿娩出后数分钟出现阴道流血，色暗红。③宫缩乏力或胎盘、胎膜残留：胎盘娩出后较多阴道流血，子宫软。④凝血功能障碍：胎儿娩出后持续阴道流血、不凝。⑤隐匿性软产道损伤：失血表现明显，伴阴道疼痛而阴道流血不多。

2. 贫血、休克。

【诊断要点】

1. 准确估计出血量　包括称重法、容积法、面积法、休克指数法及血红蛋白测定。

2. 诊断病因　结合临床表现及以下检查可诊断。

（1）检查宫缩、软产道有无裂伤、胎盘是否剥离、胎盘胎膜是否完整。

（2）检查凝血功能、血常规等。

【处理原则】

对因止血；纠正休克；防治感染。

1. 对因止血

（1）宫缩乏力　按摩子宫；应用宫缩剂，如缩宫素10U静脉滴注或宫体注射，麦角新碱0.2~0.4mg肌注、静脉快速滴注或静脉缓慢推注，米索前列醇200μg舌下含化等；宫腔填塞纱条或子宫捆绑术；结扎盆腔血管如子宫动脉上行支、子宫动脉或髂内动脉；行髂内动脉或子宫动脉栓塞术；子宫切除术。

（2）胎盘因素　胎盘粘连可徒手剥离胎盘，剥离困难疑有胎盘植入者，可于植入部位注入MTX，面积小者可行子宫肌局部切除，面积大出血多者行子宫切除术；胎盘和胎膜残留行清宫术。

（3）软产道损伤 逐层缝合，第一针应超过裂口顶端0.5cm，避免缝线穿透直肠黏膜；有血肿应切开血肿、清除积血，彻底止血缝合，必要时引流。

（4）凝血功能障碍 尽快输新鲜全血，补充血小板、凝血因子等。

2. 纠正休克 建立静脉通道，吸氧，快速补液必要时输血。

3. 防治感染 应用广谱抗生素。

第六节 阴道炎

一、细菌性阴道病

【概述】

各种原因致阴道内优势菌（乳杆菌）减少，其他微生物（如加德纳菌、厌氧菌及人型支原体等）大量繁殖，导致菌群失调，引起细菌性阴道病（BV）。妊娠期细菌性阴道病可致绒毛膜羊膜炎、胎膜早破、流产；非妊娠期细菌性阴道病可致盆腔炎。

【临床表现】

一半女性无症状，典型阴道分泌物：量多，灰白色，均匀，稀薄，有鱼腥臭味，可伴轻度外阴瘙痒或烧灼感，阴道黏膜无充血的炎症表现。

【诊断要点】

①匀质、稀薄、白色阴道分泌物；②线索细胞阳性；③阴道分泌物 pH > 4.5；④胺臭味试验阳性。有三项符合可诊断。还可行革兰染色检查阴道菌群诊断。

【治疗原则】

无症状者不需治疗；治疗首选甲硝唑（口服或局部用药），次选替硝唑、克林霉素。疗程 7 天。甲硝唑用药期间及停药 24 小时内、替硝唑用药期间及停药 72 小时内禁饮酒，哺乳期用药不宜哺乳。妊娠期 BV 应积极治疗，主要采用甲硝唑或克林霉素口服。

二、外阴阴道假丝酵母菌病

【概述】

外阴阴道假丝酵母菌病（VVC）是由假丝酵母菌引起的外阴阴道炎，80%～90% 外阴道炎为白假丝酵母菌。假丝酵母菌喜湿热、酸性环境（阴道 pH 通常 <4.5），不耐高温。白假丝酵母菌为机会致病菌，致病相为菌丝相，常见诱因有妊娠、糖尿病、长期服用雌激素、免疫抑制剂或抗生素、穿紧身化纤内裤、肥胖等。

【临床表现】

外阴奇痒、阴道分泌物增多、外阴灼痛、性交痛以及尿痛。典型阴道分泌物：白色稠厚呈凝乳或豆腐渣样。外阴阴道红肿。

【诊断要点】

具有 VVC 典型阴道分泌物，结合阴道分泌物检查确诊。

1. 10%氢氧化钾液湿片法　阴道分泌物中找到芽孢或假菌丝。

2. 革兰染色检查　分泌物中的芽生孢子和假菌丝。

3. 真菌培养法

4. pH 测定　<4.5 可能为单纯感染，>4.5 可能为混合感染。

【治疗原则】

1. 消除诱因　积极治疗糖尿病，及时停用广谱抗生素、雌激素及皮质类固醇激素。勤换内裤，用过的内裤、盆及毛巾均应用开水烫洗。

2. 单纯性 VVC　局部短疗程抗真菌。常用咪康唑栓剂、克霉唑栓剂、制霉菌素栓剂。疗程 7 天。

3. 复杂性 VVC

（1）严重 VVC　局部用药疗程为 7 ~ 14 天或口服氟康唑 150mg，1、3 天各服一次。

（2）复发性 VVC　指一年内有症状并经真菌学证实的 VVC 发作四次或以上。初始治疗：若为局部治疗疗程为 7 ~ 14 天；若口服氟康唑 150mg，1、4、7 天各服一次。维持治疗：首选氟康唑 150mg，每周 1 次，共 6 个月，在治疗前应做真菌培养确诊，治疗期间定期随访，发现不良反应，立即停药。

4. 性伴侣　无须常规治疗。

5. 妊娠合并 VVC　主要采用局部治疗，禁口服唑类药物。

三、滴虫性阴道炎

【概述】

滴虫性阴道炎（TV）是由阴道毛滴虫引起的阴道炎，约 60% 合并细菌性阴道病。患者阴道 pH 为 5.0 ~ 6.5，月经前后阴道 pH 改变时易发作。阴道毛滴虫还可寄生于尿道、尿道旁腺、男性包皮皱褶或前列腺等处。

【临床表现】

初期可无症状。典型表现为阴道分泌物增多、稀薄脓性、黄绿色、泡沫状、有臭味，伴外阴瘙痒，灼热、疼痛、性交痛、不孕等。检查还可见阴道充血，可伴"草莓样"宫颈。

【诊断要点】

具有典型表现，结合阴道分泌物检查可确诊。

1. 阴道分泌物 0.9% 氯化钠液湿片法可找到滴虫。

2. 培养法适用于湿片法不能确诊者。

【治疗原则】

1. 用药 首选甲硝唑或替硝唑 2g 顿服。次选甲硝唑 400mg 口服，2 次/天，连用 7 天。妊娠期可选择甲硝唑 2g 顿服或甲硝唑 400mg 口服，2 次/天，连用 7 天。

2. 性伴侣 同时治疗，治愈前避免无保护性生活。

3. 随访及治疗失败后的处理 可于最初感染 3 个月后重新筛查。对于初次治疗失败者，重复治疗；仍失败者，加大药物剂量及疗程。

第七节　盆腔炎

【概述】

盆腔炎（PID）主要包括子宫内膜炎、输卵管炎、输卵管卵巢脓肿及盆腔腹膜炎等。常见于性活跃期女性。若 PID 未及时治疗或治疗不彻底，可致输卵管妊娠、不孕、慢性盆腔痛、炎症反复发作等，严重影响妇女身心健康。

【临床表现】

1. 症状 轻者可无症状，重者表现为持续性下腹痛，可伴发热、阴道分泌物增多，甚至腹胀、肠鸣音减弱或消失。

2. 腹部检查 可出现下腹压痛、反跳痛、肠鸣音减弱等腹膜炎表现。

3. 妇科检查 宫颈举痛、宫体压痛、附件区压痛为其特征体征。

4. 其他 阴道可见脓性臭味分泌物；宫颈充血、水肿,宫口见脓性分泌物流出,后穹隆触痛、饱满。

【诊断要点】

1. 最低标准 宫颈举痛、宫体压痛或附件区压痛。

2. 附加标准

(1)实验室证实的宫颈淋病奈瑟菌或沙眼衣原体阳性。

(2)口表测体温超过 38.3℃。

(3)宫颈或阴道异常黏膜脓性分泌物。

(4)阴道分泌物生理盐水涂片见到白细胞。

(5)红细胞沉降率升高。

(6)C – 反应蛋白升高。

3. 特异标准

(1)子宫内膜活检证实子宫内膜炎。

(2)阴道超声或 MRI 检查可见充满液体、增粗的输卵管,伴或不伴有盆腔积液、输卵管卵巢肿块。

(3)腹腔镜检查发现输卵管炎 ①输卵管表面明显充血;②输卵管壁水肿;③输卵管伞端或浆膜面有脓性渗出物。

【治疗原则】

抗生素治疗为主,必要时手术。治疗期间避免无保护性交。抗生素的治疗原则:经验性、广谱、联合、及时、个体化。抗生素的选择应涵盖淋病奈瑟菌、衣原体以及需氧菌、厌氧菌。

1. 门诊治疗 适于轻、中度患者,可在门诊给予口服或肌内注射抗生素治疗。主要应用第三代头孢联合多西环素、甲硝唑治疗,疗程 2 周,每 2～3 天复诊。常用方案:①头孢曲松钠 250mg 单次肌注,或头孢西丁钠 2g,单次肌注,同时口服丙磺舒 1g,然后改为多西环素 100mg,每天 2 次,连用 14 天,可同时口服甲硝唑 400mg,每天 2 次,连用 14 天；②左氧氟沙星 500mg 口服，每天 1 次联合甲硝唑 400mg 口服，每天 3 次，连用 14 天。

2. 住院治疗 若患者一般情况差，或有盆腔腹膜炎、输卵管卵巢脓肿，或门诊治疗无效、诊断不清，均应住院治疗。

（1）支持疗法 卧床休息，半卧位。给予高热量、高蛋白、高维生素流食或半流食，补充液体，注意纠正电解质紊乱及酸碱失衡，尽量避免不必要的妇科检查。

（2）抗生素治疗 采用静脉滴注，常用方案：①头孢西丁钠 2g，静滴，6 小时一次；或头孢替坦二钠 2g，静滴，12 小时一次；同时加用多西环素口服 100mg 或静滴，12 小时一次，连用 14 天。②克林霉素与氨基糖苷类药物联合方案：克林霉素 900mg，8 小时一次，静滴；庆大霉素先给予负荷量（2mg/kg），然后给予维持量（1.5mg/kg），8 小时一次，静滴。临床症状、体征改善后继续静脉应用 24 ~ 48 小时，克林霉素改为口服，每次 450mg，1 天 4 次，连用 14 天。③氨苄西林/舒巴坦 3g，静滴，6 小时一次，加多西环素 100mg，1 天 2 次，连服 14 天。

（3）手术治疗 主要用于治疗抗生素控制不满意的盆腔脓肿。手术指征有：①药物治疗无效（药物治疗 48 ~ 72 小时体温不降者）；②脓肿持续存在；③脓肿破裂。

（4）性伴侣治疗 首先应对盆腔炎出现症状前 60 天内接触的性伴进行检查与治疗，若最后 1 次性交发生于 6 个月前，应对最后一个性伴进行检查与治疗。

第八节　子宫内膜癌

【概述】

原发于子宫内膜的上皮性恶性肿瘤，以腺癌最多见。

为女性生殖系统三大恶性肿瘤之一，占女性生殖系统恶性肿瘤的 20%~30%，近年来其发病率呈上升趋势，75% 发生于 50 岁以上的女性。

【临床表现】

1. 症状 主要表现为围绝经期或绝经后异常阴道流血，晚期可伴阴道排液，下腹疼痛等。

2. 体征 早期多无异常发现。晚期可有子宫明显增大，宫颈触痛，宫颈管内偶有癌组织脱出，触之易出血。癌灶浸润周围组织时，子宫固定或在宫旁扪及不规则结节状物。

【临床分期】

子宫内膜癌临床分期，见表 5-4。

表 5-4 子宫内膜癌临床分期（FIGO，2009）

分期	肿瘤范围
Ⅰ期	肿瘤局限于子宫体
ⅠA	肿瘤肌层浸润 <1/2
ⅠB	肿瘤浸润深度 ≥1/2 肌层
Ⅱ期	肿瘤侵犯宫颈间质，但局限于子宫
Ⅲ期	局部和（或）区域转移
ⅢA	肿瘤侵犯浆膜层和（或）附件
ⅢB	阴道浸润或子宫周围组织
ⅢC	盆腔和（或）腹主动脉旁淋巴结转移
ⅢC1	盆腔淋巴结转移
ⅢC2	腹主动脉旁淋巴结转移
Ⅳ期	肿瘤侵犯膀胱和（或）直肠黏膜或盆腔以外转移
ⅣA	肿瘤侵犯膀胱和（或）直肠
ⅣB	远处转移，含腹腔和（或）腹主动脉淋巴结转移

【诊断要点】

结合病史、临床表现及辅助检查诊断。常用辅助检查如下。

1. 阴道 B 型超声　绝经后出血合并子宫内膜厚度 >4mm者应行内膜活检。

2. 分段诊刮 + 组织学检查　确诊方法。

3. 宫腔镜检查　可直视下取材活检，减少对早期子宫内膜癌的漏诊。子宫内膜抽吸活检国内尚未普及。

【治疗原则】

早期手术为主，辅以放疗；晚期手术、放疗及药物（化学药物及激素）综合治疗。

1. 手术治疗　I 期：行筋膜外全子宫切除及双侧附件切除术。II 期：行改良根治性子宫切除 + 双侧附件切除术盆腔淋巴结清扫 + 腹主动脉旁淋巴结取样。III 期和IV期的手术范围同卵巢癌，行肿瘤细胞减灭术。

2. 放疗　有效方法之一。根据情况选择单纯放疗或放疗 + 手术 + 化疗。

3. 化疗　适用于晚期或复发子宫内膜癌。可单用或联合应用。

4. 孕激素治疗　晚期、复发癌或极早期要求保留生育功能者。

第九节　子宫内膜异位症

【概述】

具有活性的子宫内膜组织出现在子宫内膜以外部位时称为子宫内膜异位症，简称内异症。以卵巢及宫骶韧带最常见，其次为子宫、直肠子宫陷凹、腹膜脏层、阴道直肠膈等部位。内异症是激素依赖性疾病。本病在病理上呈良性形态学表现，但有类似恶性肿瘤的种植、侵袭及远处转移能力。

【临床表现】

1. 大多无自觉症状。

2. 典型表现 继发性痛经进行性加重、不孕、附件囊性包块。

3. 其他 经量增多、经期延长或月经淋漓不尽、性交不适、腹痛、腹泻、便秘、便血、血尿、剖宫产手术瘢痕周期性疼痛、后位子宫、直肠子宫陷凹、宫骶韧带或子宫后壁下方扪及触痛性结节等。

【临床分期】

子宫内膜异位症分期见表 5-5。

表 5-5　ASRM 修正子宫内膜异位症分期法（1997）

异位病灶		病灶大小				粘连范围		
		<1cm（分）	1~3cm（分）	>3cm（分）		<1/3包裹（分）	1/3~2/3包裹（分）	>2/3包裹（分）
腹膜	浅	1	2	4				
	深	2	4	6				
卵巢	右浅	1	2	4	薄膜	1	2	4
	右深	4	16	20	致密	4	8	16
	左浅	1	2	4	薄膜	1	2	4
	左深	4	16	20	致密	4	8	16

续表

异位病灶	病灶大小			粘连范围		
	<1cm （分）	1~3cm （分）	>3cm （分）	<1/3 包裹 （分）	1/3~ 2/3 包裹 （分）	>2/3 包裹 （分）
输卵管　右				薄膜	1	2	4
				致密	4	8	16
左				薄膜	1	2	4
				致密	4	8	16
直肠子宫陷凹	部分消失4			全部消失40		

注：若输卵管伞端完全粘连为16分；若只残留1侧附件，其输卵管及卵巢的评分乘以2。

Ⅰ期（微型）：1~5分　腹腔镜剖腹手术病理

Ⅱ期（轻型）：6~15分　推荐治疗

Ⅲ期（中型）：16~40分

Ⅳ期（重型）：>40分

【诊断要点】

结合病史、临床表现及辅助检查诊断。常用辅助检查如下。

1. 阴道或腹部 B 型超声　最常用。可确定异位囊肿位置、大小和形状。对盆腔内异症有诊断价值。

2. 血清 CA125 测定　可能增高，多用于重度内异症和疑有深部异位病灶者。

3. 腹腔镜检查　标准方法。

4. 其他　盆腔 CT 及 MRI。

【治疗原则】

1. 期待治疗　适于症状轻或无症状者。定期随访，痛经者可给予前列腺素合成酶抑制剂（吲哚美辛、萘普生、布洛芬等）。希望生育者应尽早行不孕的各项检查如子宫输卵管造影、输卵管通畅试验或腹腔镜下输卵管通液检查。

2. 药物治疗 缓解痛经。

（1）口服短效避孕药 假孕疗法。每天 1 片，连续用 6～9 个月，适用于轻度内异症患者。

（2）孕激素 如甲羟孕酮 30mg/d，连续应用 6 个月。

（3）米非司酮 不良反应轻，长期疗效有待证实。

（4）孕三烯酮 假绝经疗法。每次 2.5mg，bid，于月经第一天开始服药，6 个月为一疗程，副反应较低。孕妇忌服。

（5）达那唑 假绝经疗法。适用于轻度及中度内异症痛经明显的患者。用法：月经第 1 天开始口服 200mg，每天 2～3 次，持续用药 6 个月。停药后 4～6 周恢复月经及排卵。已有肝功能损害不宜使用，也不适用于高血压、心力衰竭、肾功能不全。妊娠禁用。

（6）GnRH-a 药物性卵巢切除。如亮丙瑞林 3.75mg，月经第 1 天皮下注射后，每隔 28 天注射一次，共 3～6 次；戈舍瑞林 3.6mg，用法同前。可出现绝经症状，停药后多可消失。但骨质丢失需要一年才能逐渐恢复正常。可在用药 3～6 个月开始反向添加少量雌激素。

3. 手术治疗 腹腔镜确诊、手术＋药物为内异症的金标准治疗。适用于药物治疗后症状不缓解、局部病变加剧或生育功能未恢复者；较大的卵巢内膜异位囊肿且迫切希望生育者。

（1）保留生育功能手术 切净或破坏所有可见的异位内膜病灶，但保留子宫、一侧或双侧卵巢，至少保留部分卵巢组织。适用于药物治疗无效、年轻和有生育要求的患者。

（2）保留卵巢功能手术 切除盆腔内病灶及子宫，保留至少一侧或部分卵巢。适用于Ⅲ、Ⅳ期患者、症状明显且无生育要求的 45 岁以下患者。

（3）根治性手术 切除子宫、双附件及盆腔内所有异位内膜病灶，适用于 45 岁以上重症患者。术后不用雌激素补充治疗者。

4. 手术与药物联合治疗 手术治疗前给予 3～6 个月的药物治疗缩减病灶；术后给予 6 个月的药物治疗推迟复发。

5. 不孕的治疗 施行腹腔镜手术，术后行促排卵治疗，争取尽早治疗。

第十节 异常子宫出血

一、无排卵性异常子宫出血

【概述】

异常子宫出血（AUB）分为九大类，AUB－O 是排卵障碍所致，包括无排卵、稀发排卵、黄体功能不足。无排卵性 AUB 是由于下丘脑－垂体－卵巢轴功能异常致卵巢不排卵，子宫内膜受单一雌激素作用发生异常子宫出血。常见于围绝经期、青春期女性，也可发生于育龄期女性。

【临床表现】

典型表现为子宫不规则出血，表现为月经周期紊乱，经期长短不一，经量不定或增多，甚至大量出血。常继发贫血甚至休克。根据出血的特点，异常子宫出血包括：①月经过多（经量＞80ml）；②月经过少（经量＜5ml）；③月经频发（周期＜21 天）；④月经稀发（周期＞35 天）；⑤经期延长（经期＞7 天）；⑥经期过短（经期＜3 天）。

【诊断要点】

根据患者年龄、典型表现及辅助检查诊断，应排除器质性疾病引起的异常子宫出血并确定患者有无排卵。

1. 实验室检查 妊娠试验、血常规、TSH、宫颈细胞学检查、淋病双球菌、解脲支原体、人型支原体和沙眼衣原体检查，必要时行凝血功能检查。

2. 子宫内膜活检　年龄 >35 岁、药物治疗无效或存在子宫内膜癌高危因素的异常子宫出血患者，应行诊刮明确子宫内膜病变。为确定卵巢排卵和黄体功能，应在经前期 1~2 天或月经来潮 6 小时内刮宫。不规则阴道流血或大量出血时可随时刮宫。

3. B 型超声检查　排除器质性疾病。

4. 宫腔镜检查　排除器质性疾病。

5. 基础体温测定　基础体温呈单相型，提示无排卵。

6. 激素测定　于经前 5~9 天测定血孕酮了解排卵及黄体功能，孕酮浓度 <3μg/ml 提示无排卵，测定血睾酮、催乳激素水平及甲状腺功能以排除其他内分泌疾病。

【治疗原则】

1. 一般治疗　贫血者应补充铁剂、维生素 C、蛋白质，严重贫血者需输血。流血时间长者给予抗生素预防感染。出血期间应加强营养，避免劳累，保证充分休息。

2. 药物治疗　为一线治疗。青春期及生育年龄无排卵性 AUB 以止血、调整周期为主，有生育要求者予以促排卵治疗；绝经过渡期无排卵性 AUB 以止血、调整周期、减少经量、防止子宫内膜病变为主。

（1）止血　常采用性激素。大量出血者，性激素治疗 8 小时内应见效，48~72 小时血止，若 96 小时以上仍未止血，应考虑诊断是否准确。

1）雌激素　修复子宫内膜。适用于内源性雌激素不足的青春期患者，出血时间长、量多致 Hb <80g/L。常用药物及用法：①戊酸雌二醇（补佳乐）2mg 口服，q6h~q8h；② 结合雌激素（倍美力）1.25mg 口服，q6h–q8h；③苯甲酸雌二醇 2mg 肌注，q4h~q6h。血止 3 天后按每 3 天减

量 1/3，直至维持量 Hb >90g/L 后必须加用孕激素撤退。

2）孕激素子宫内膜脱落法　又称药物性刮宫。适用于体内已有一定雌激素水平，Hb >80g/L，出血量不多，生命体征稳定者。常用药物及用法：①黄体酮 20 ~ 40mg 肌注，qd×3 ~ 5 天；②地屈孕酮（达芙通）10mg 口服，bid ×10 天；③微粒化孕酮（琪宁）200mg 口服，qd×10 天；④醋酸甲羟孕酮（MPA）6 ~ 10mg 口服，qd×10 天。停药后出现短期撤退性出血，2 ~ 3 天量多。有避孕要求者可放置宫内节育器。

3）高效合成孕激素内膜萎缩法　适用于出血时间长、量多致 Hb <80g/L，不适用于青春期患者。常用药物及用法：①炔诺酮（妇康片）5mg 口服，q8h；②左炔诺孕酮（毓停）1.5 ~ 2.25mg 口服，qd。血止 3 天后减量，每 3 天减量 1/3，注意纠正贫血并随访肝功、血色素等，当 Hb >100g/L 后停药。

4）复方短效口服避孕药（COC）　止血率更高、止血时间更短。适用于出血时间长、量多致 Hb <80g/L 者。常用药物有达英 - 35、优思明、妈富隆、美欣乐、敏定偶，每次 1 ~ 2 片，q8h ~ q12h。血止后每 3 天逐渐减量 1/3 至 1 天 1 片维持，Hb >100g/L 后可停药。

（2）调整月经周期　应用性激素止血后继续用药可以控制人工周期，一般连用 3 个周期。

1）雌、孕激素序贯法：用于青春期功血或育龄期功血内源性雌激素水平较低者。可选用复方制剂克龄蒙或芬吗通，也可给予雌激素如补佳乐 21 ~ 28 天，后 10 ~ 14 天加用孕激素如地屈孕酮，用药 2 ~ 3 个周期后常可自发排卵。

2）孕激素全周期疗法：适用于 E 水平偏高，病程长，撤药性出血量多者。可口服地屈孕酮一天 10mg，20 天为一周期，连用 3~6 周期，还可口服 COC 或放置宫内节育器，逐月减少撤药性出血量。

3）孕激素后半周期疗法 适用于青春期或有生育要求者。于撤退性出血 15 天起服用地屈孕酮 10~20mg 或微粒化黄体酮胶囊 200~300mg，连用 10 天或甲羟孕酮一天 4~12mg，共 10~14 天调整周期，3~6 个周期为一疗程。疗效不佳可与雌、雄激素合用。

4）口服避孕药 可很好控制周期，尤其适用于有避孕需求的患者。

5）左炔诺孕酮宫内缓释系统（LNG – IUS） 适用于生育期或围绝经期、无生育要求的患者。

（3）促排卵

1）氯米芬 是最常用的促排卵药物。适用于有一定内源性雌激素水平的功血者。给药方法为月经第 5 天起，每晚口服 50mg，连用 5 天，并监测排卵。

2）绒促性素（hCG） 有类似 LH 作用而诱发排卵。适用于体内有一定水平 FSH、雌激素中等水平者。

3）尿促性素（HMG） 每支内含 FSH 和 LH 各 75U，出血干净后每日肌内注射 HMG 1~2 支，直至卵泡发育成熟，停用 HMG，加用 hCG 5000~10 000U，肌内注射，以提高排卵率。适用于对氯米芬效果不佳，有生育要求者。

4）促性腺激素释放激素激动剂（GnRH – α） 先用 GnRH – α 作预治疗，再给予 GnRH – α 脉冲治疗，排卵率可达 90%。

3. 手术治疗

（1）诊刮 适用于急性大出血或存在子宫内膜癌高危因素的患者。

（2）子宫内膜切除术 适用于绝经过渡期和经激素治

疗无效且无生育要求的育龄期女性。术前必须有明确的病理学诊断以免误诊和误切子宫内膜。

（3）子宫切除术。

二、黄体功能不足

【概述】

由于黄体功能不足，致黄体期孕激素不足，引起子宫内膜分泌不良及黄体期缩短。

【临床表现】

一般表现为月经周期缩短，月经频发。可伴不孕或孕早期流产。

【诊断要点】

具有典型表现，结合以下检查诊断。

1. 基础体温 呈双相型，但高温相小于 11 天。

2. 子宫内膜活检 显示分泌不良。

【治疗原则】

1. 促排卵 首选氯米芬。

2. 黄体功能刺激疗法 选用绒促性素。

3. 黄体功能替代疗法 自排卵后开始每日肌注黄体酮 10mg，共 10～14 天。

三、子宫内膜不规则脱落

【概述】

黄体萎缩时间过长致子宫内膜不规则脱落。

【临床表现】

典型表现为月经周期正常，但经期延长，长达 9～10 天，且出血量多。

【诊断要点】

具有典型表现，结合一下检查诊断。

1. 基础体温 呈双相型，但下降缓慢。

2. 子宫内膜活检 在月经第 5~6 日仍呈分泌反应。

【治疗原则】

1. 孕激素 使黄体及时萎缩。

2. 绒促性素 促进黄体功能。

3. 口服避孕药 抑制排卵。

四、闭经

【概述】

原发性闭经指 >14 岁第二性征未发育或 >16 岁未来月经，常为染色体异常所致；继发性闭经指正常月经建立后停经 6 个月或 >以往 3 个正常月经周期，分为下丘脑性闭经、垂体性闭经、卵巢性闭经及子宫性闭经。

【病因及临床表现】

1. 原发性闭经 第二性征可存在或缺乏。

2. 继发性闭经

（1）下丘脑性闭经 最常见。功能性为主，与紧张应激、减肥、神经性厌食、运动过度、药物等有关，也可由颅咽管瘤引起。

（2）垂体性闭经 ①垂体梗死：Sheehen 综合征所致，出现闭经、无乳、性欲减退、毛发脱落等症状。②垂体肿瘤：常见的催乳激素细胞肿瘤可引起闭经溢乳综合征。③空蝶鞍综合征：常见症状为闭经，有时泌乳。

（3）卵巢性闭经 ①卵巢早衰：40 岁前绝经，常伴围绝经期症状。②卵巢切除或组织破坏。③卵巢功能性肿瘤：产生雄激素的睾丸母细胞瘤、卵巢门细胞瘤及产生 E 的颗粒-卵泡膜细胞瘤等。④多囊卵巢综合征：高雄激素、闭经、不孕、多毛和肥胖，且双侧卵巢增大，持续无排卵。

（4）子宫性闭经 ①阿谢曼综合征：人工流产或产后宫腔粘连或闭锁。②子宫内膜炎。③子宫切除后或宫腔放疗破坏子宫内膜。

（5）其他　甲状腺、肾上腺、胰腺等功能紊乱。

【诊断要点】

结合病史（月经史、婚育史、既往史、家族史、有无诱因等）、体格检查（发育、营养、第二性征发育、生殖器有无异常等）及辅助检查诊断。主要进行病因诊断。

1. 功能试验

（1）药物撤退试验

1）孕激素试验　黄体酮注射液，每天肌注 20mg，连续 5 天。停药后出现撤药性出血提示子宫内膜已受一定水平雌激素影响，为 I 度闭经。停药后无撤药性出血（阴性反应），应进一步行雌孕激素序贯试验。

2）雌孕激素序贯试验　停药后发生撤药性出血者为阳性，可排除子宫性闭经。无撤药性出血者为阴性，为子宫性闭经。

（2）垂体兴奋试验　注射 GnRH 后 LH 升高说明垂体功能正常；无升高或升高不显著，说明垂体功能减退。

2. 激素测定

（1）血甾体激素测定　包括 E2、P 及 T 测定，基础 E2 <50pg/ml，提示卵巢功能下降；T 水平高，提示可能为多囊卵巢综合征或卵巢支持－间质细胞瘤等；黄体中期血 P 升高，提示排卵。

（2）PRL、FSH、LH 测定　PRL > 25µg/L 称为高催乳激素血症。PRL 升高者测定 TSH，TSH 升高为甲状腺功能减退；TSH 正常，而 PRL 升高者应行头颅 MRI 或 CT 检查，排除垂体肿瘤。PRL 正常应测 FSH、LH。FSH > 10U/L，提示卵巢功能下降；FSH > 30U/L，提示卵巢功能衰竭；若 LH > 25U/L 或 LH/FSH 比例 > 3 时，应高度怀疑多囊卵巢综合征；若 FSH、LH 均 <5U/L，提示垂体功能减退，病变可能在垂体或下丘脑。

（3）肥胖、多毛、痤疮　测定胰岛素、雄激素，以确定是否存在胰岛素抵抗、高雄激素血症或先天性 21 - 羟化酶功能缺陷等。Cushing 综合征可通过测定 24 小时尿皮质醇或 lmg 地塞米松抑制试验排除。

3. 影像学检查

（1）盆腔 B 型超声　观察盆腔有无子宫，子宫形态、大小及内膜厚度、卵巢大小、形态、卵泡数目等。

（2）子宫输卵管造影　了解有无宫腔病变和宫腔粘连。

（3）盆腔及头部蝶鞍区 CT 或 MRI　诊断卵巢肿瘤、下丘脑病变、垂体微腺瘤、空蝶鞍等。

（4）宫腔镜检查　考虑宫腔粘连者。

（5）腹腔镜检查　考虑多囊卵巢综合征。

（6）染色体检查　原发性闭经者。

【治疗原则】

对因治疗

1. 全身治疗　积极治疗全身性疾病，加强营养，保持标准体重，消除精神紧张和焦虑。

2. 手术治疗　如阿谢曼综合征在宫腔镜下分离粘连。卵巢肿瘤、中枢神经系统肿瘤患者应切除肿瘤。矫正生殖器畸形。

3. 激素治疗

（1）性激素补充治疗　①单一雌激素：适用于无子宫者。②雌、孕激素序贯治疗：适用于有子宫者。③后半周期疗法：适用于 I 度闭经者。

（2）促排卵　适于有生育要求者。

（3）溴隐亭　适用于高催乳激素血症伴正常垂体或垂体微腺瘤者。

（4）其他　甲状腺功能低下者补充甲状腺激素；先天性肾上腺皮质功能亢进者给予泼尼松或地塞米松治疗。

4. 辅助生殖技术　治疗无效的不孕患者。

第十一节　急性乳腺炎

【概述】

常见于产后哺乳期女性，尤其是初产妇，为乳腺的急性化脓性感染，主要病因有乳汁淤积及细菌入侵，主要致病菌为金黄色葡萄球菌。

【临床表现与诊断要点】

乳房局部红、肿、热、痛；随炎症发展，可出现高热、寒战、脉搏加快；常有患侧淋巴结肿大及压痛；局部早期呈蜂窝织炎表现，数天后可形成脓肿，脓肿可破溃，也可侵入乳房与胸肌间的疏松组织形成乳房后脓肿；严重感染可并发脓毒症；白细胞及中性粒细胞计数明显增高。

【治疗原则】

治疗原则为排空乳汁及抗感染治疗。

1. 指导哺乳　患侧乳房停止哺乳，给予局部热敷并用吸乳器吸尽乳汁。若严重感染或脓肿引流后并发乳瘘，应停止哺乳并退乳。

2. 药物治疗

（1）抗生素治疗　可选用青霉素或耐酶的苯唑西林钠，一次 1g，4 次/天，肌注或静滴。青霉素过敏者可选用红霉素。已作细菌培养及药敏试验者根据其结果选用抗生素。

（2）中药治疗　可用野菊花、蒲公英等清热解毒药物。

3. 脓肿切开引流　手术时应做放射状切开；乳晕下脓肿应沿乳晕边缘作弧形切口；深部脓肿或乳房后脓肿可沿乳房下缘作弧形切口；脓腔较大时，可于脓腔的最低部加一切口作对口引流。

第十二节　乳腺癌

【概述】

为女性最常见的恶性肿瘤之一。病因不清，与月经初潮年龄早、绝经年龄大、不孕、初次足月产年龄、肥胖、遗传因素、环境因素等有关。

【临床表现】

1. 早期　主要表现为患侧乳房出现单发的无痛性小肿块，质硬、表面不光滑、边界不清、活动度差；若累及Cooper 韧带，可使其缩短导致肿瘤表面皮肤凹陷，即"酒窝征"；乳头或乳晕周围的癌肿可侵入乳管使之缩短，把乳头牵向癌肿一侧，使乳头扁平、凹陷、回缩；若癌细胞堵塞皮下淋巴管影响淋巴回流，可出现真皮水肿，皮肤呈"橘皮样"改变。

2. 晚期　癌块固定于胸壁，不易推动。若癌细胞侵入大片皮肤，可出现多个小结节，甚至彼此融合。有时皮肤可见溃疡。

3. 转移症状　最早多见腋窝淋巴结转移，肿大淋巴结质硬、无压痛、活动，以后数目增多并融合成团，甚至与周围组织黏着。当远处转移至肺、骨、肝时，可出现相应的症状。

4. 特殊类型的乳癌

（1）炎性乳癌　发展迅速、预后差。局部皮肤可呈红肿、增厚、粗糙、皮温升高等炎症样表现。

（2）乳头湿疹样乳腺癌　发展慢，恶性程度低，较晚发生腋淋巴结转移。乳头有瘙痒及烧灼感，随后出现乳头及乳晕皮肤粗糙、糜烂，如湿疹样，进而形成溃疡，偶覆盖黄褐色鳞屑样痂皮，部分病例乳晕区可触及肿块。

【诊断要点】

结合病史、临床表现及辅助检查诊断。

1. 钼靶 X 线摄片　常用检查方法，广泛用于乳腺癌普查。乳腺癌的 X 线表现为密度增高的块影，边缘不规则或呈毛刺征，有时可见细小密集的钙化点。

2. B 型超声　肿块形态不规则，回声不均匀。

3. 活组织病理检查　确诊乳腺癌的方法。目前常用的有乳腺空芯针穿刺活检、麦默通旋切术活检、细针针吸细胞学检查；疑为乳腺癌者，可一并切除肿块及周围乳腺组织，做术中冰冻切片或快速病理检查；乳头溢液者可做乳头溢液涂片细胞学检查；乳头糜烂者可做印片细胞学检查。

4. MRI　是钼靶 X 线摄片及 B 型超声的补充，适用于微小病灶及评价病变范围。

乳腺癌临床分期

现多采用国际抗癌协会建议的 T（原发癌瘤）、N（区域淋巴结）、M（远处转移）分期法。内容如下：

T0：原发癌未扪及；

Tis：原位癌（非浸润性癌及未扪及肿块的乳头湿疹样乳腺癌）；

T1：癌瘤最大径≤2cm；

T2：癌瘤最大径 >2cm，≤5cm；

T3：癌瘤最大径 >5cm；

T4：癌瘤侵及皮肤或胸壁（肋骨、肋间肌、前锯肌），包括炎性乳癌。

N0：同侧腋窝无淋巴结肿大；

N1：同侧腋窝有淋巴结肿大，尚可推动；

N2：同侧腋窝肿大淋巴结彼此融合或与周围组织粘连；

N3：同侧胸骨旁或锁骨上淋巴结转移。

M0：无远处转移；

M1：有远处转移。

根据不同 T、N、M 对乳腺癌进行临床分期如下：

0 期　TisN0M0；

Ⅰ 期　T1N0M0；

Ⅱ 期　T0 ~ 1N1M0；T2N0 ~ 1M0；T3N0M0；

Ⅲ 期　T0 ~ 2N2M0；T3N1 ~ 2M0；T4 任何 NM0；任何 TN3M0；

Ⅳ期包括 M1 的任何 TN。

【治疗原则】

手术治疗为主，辅以化疗、内分泌治疗、放疗以及生物治疗。

1. 手术治疗　病灶仍局限于局部及区域淋巴结者首选手术治疗。

（1）乳腺癌根治术　整块切除整个乳房、胸大肌、胸小肌、腋窝Ⅰ、Ⅱ、Ⅲ组淋巴结。现已少用。

（2）乳腺癌扩大根治术　在根治术基础上清除胸廓内动、静脉及胸骨旁淋巴结。现已少用。

（3）乳腺癌改良根治术　常用，有两种术式。一是切除胸小肌，保留胸大肌；一是保留胸大、小肌。

（4）全乳房切除术　切除整个乳腺。适用于原位癌、微小癌或年迈体弱不宜行根治术者。

（5）保乳手术　完整切除肿块并清扫腋淋巴结。适用于临床Ⅰ、Ⅱ期且乳房有较大体积，术后能保持外观效果的乳腺癌患者。

（6）前哨淋巴结活检术及腋淋巴结清扫术　临床腋淋巴结阳性者常规行腋淋巴结清扫术；临床腋淋巴结阴性者先行前哨淋巴结活检术，前哨淋巴结阴性者可不行腋淋巴结清扫术。

2. 化疗　浸润性乳腺癌伴腋淋巴结转移者应予以化疗。腋淋巴结阴性但癌瘤最大径 >2cm、组织学分类差、雌孕激素受体阴性、HER2 过度表达者宜用术后辅助化疗。常用方案为 CAF 方案（环磷酰胺、阿霉素、氟尿嘧啶），还有 TAC 方案，CMF 方案现已少用；新辅助化疗（术前化疗）适于局部晚期肿瘤，可采用蒽环类联合紫杉醇类方案。

3. 内分泌治疗　癌细胞中雌激素受体（ER）阳性者称激素依赖性肿瘤，对内分泌治疗有效，优先应用内分泌治疗；而 ER 阴性者称激素非依赖性肿瘤，对内分泌治疗效果差，优先应用化疗。常用药物为三苯氧胺（他莫昔芬），一天 20mg，一般服 5 年，至少服 3 年。

4. 放疗　是保乳手术后的重要组成部分，应给予较高剂量放射治疗；单纯乳房切除术后可根据患者年龄及疾病分期等情况决定是否应用放疗；多数认为放疗对行根治术的Ⅰ期患者无效，可能降低Ⅱ期以后病例局部复发率。

5. 生物治疗　临床逐渐推广使用的曲托珠单抗注射液，对 HER2 过度表达的乳腺癌患者有一定效果。

第六章　血液系统疾病

第一节　缺铁性贫血

【概述】

缺铁性贫血（IDA）是多种原因引起的体内储存铁耗尽，导致血红蛋白合成减少所引起的贫血，是最常见的一种贫血，在育龄妇女和婴幼儿发病率最高。根据体内铁缺乏的发展过程，分为体内储存铁缺乏、缺铁性红细胞生成和缺铁性贫血三个阶段。

【病因】

1. 摄入不足　见于生理性需铁量增加的婴幼儿、青少年、月经期妇女、孕妇等。

2. 丢失过多　如消化道溃疡、糜烂、憩室、钩虫病、痔疮失血，特别是消化道肿瘤。妇女月经过多，慢性溶血性疾病以及长期使用阿司匹林等。男性和绝经后妇女缺铁性贫血最常见的原因是胃肠道出血，要警惕肿瘤性疾病。

3. 吸收障碍　胃大部切除术后，慢性腹泻等致铁吸收减少。

【临床表现】

1. 贫血的症状　疲乏无力，头晕眼花、活动后心悸气促、食欲缺乏、头痛头晕、耳鸣等。

2. 非贫血的表现　儿童生长发育迟缓、智力低下、行为异常、末梢神经炎、舌炎、口角炎、异食癖。

3. 体征　皮肤黏膜苍白、毛发干枯、无光泽、易折断，指甲扁平、易裂，反甲等。

【诊断要点】

1. 存在缺铁性贫血的病因、症状和体征。

2. 实验室检查

（1）小细胞低色素性贫血　男性 Hb < 120g/L，女性 Hb < 110g/L，孕妇 Hb < 100g/L，平均红细胞体积（MCV）< 80fl，平均红细胞血红蛋白量（MCH）< 27pg，平均红细胞血红蛋白浓度（MCHC）< 32%，中央淡染区扩大。

（2）血清铁蛋白（SF）　低于 12μg/L。

（3）血清铁（SI）　低于 8.95μmol/L，总铁结合力（TIBC）升高大于 64.44μmol/L，转铁蛋白饱和度（TS）< 15%。

（4）骨髓涂片铁染色　细胞外铁（骨髓小粒或团块中可染铁）减少或消失，铁粒幼红细胞 < 15%。

上述各项中，仅有（2）或（4）项可诊断为存储铁缺乏；具备、（2）、（3）或（4）为缺铁性红细胞生成期；具备（1）、（2）、（3）或（4）项可诊断为缺铁性贫血。

【鉴别诊断】

1. 地中海贫血　常有家族史，自幼贫血、黄疸、脾大、HbA_2 或 HbF 增高，血涂片见靶形红细胞、嗜碱性点彩红细胞。

2. 慢性病贫血　伴有感染、结缔组织病、肿瘤等疾病的贫血，有铁代谢紊乱，SI 减低，TIBC 正常或减低，转铁蛋白饱和度减低，SF 和骨髓细胞外铁正常或增多。

3. 铁粒幼细胞性贫血　各种原因所引起的红细胞铁利用不良性贫血。骨髓象幼红细胞比例增高，可见类巨幼样变，骨髓铁染色铁粒幼细胞增高，细胞外铁增多。

【治疗】

治疗原则：去除造成缺铁的病因，补充铁剂，恢复血红蛋白及铁储存。

1. 去除病因　根据引起铁缺乏的病因给予相应的治疗。

2. 补充铁剂

（1）口服铁剂　主要治疗方法，宜选用二价铁盐。常用的有：硫酸亚铁一次 0.3g（1 片），3 次/天；琥珀酸亚铁一次 0.1 ~ 0.2g（1 ~ 2 片），3 次/天；右旋糖酐铁一次 50mg（2 片），2 ~ 3 次/天；多糖铁复合物（力蜚能）一次 150mg（1 粒），1 ~ 2 次/天。后 3 种制剂胃肠道反应小，饭后服用可减轻胃肠道反应，增加每日剂量可加重胃肠道反应。当血红蛋白恢复正常后，应继续服用 4 ~ 6 个月，以补足储存铁。

（2）注射铁剂　对口服铁剂不耐受或消化道吸收障碍者，可选用注射铁，如右旋糖酐铁和蔗糖铁，应补铁量（mg）＝［150 - 患者血红蛋白（g/L）］× 体重（kg）× 0.3，分次使用。

3. 输血　一般不需要输血，孕妇邻近分娩前或需要外科手术伴严重缺铁性贫血，可分次输注适量同血型浓缩红细胞。

第二节　再生障碍性贫血

【概述】

再生障碍性贫血（AA，简称再障）通常指多种原因（化学、物理、生物因素或不明原因）引起的骨髓造血功能衰竭的综合征。红骨髓总容量减少，代之以脂肪髓，骨髓中无恶性细胞浸润，临床上以贫血、出血、感染为主要表现。

临床上分为重型再障（SAA）和慢性再障（CAA，国外称为非重型再障，NSAA），两者的发病机制、免疫功能、临床表现、实验室检查和治疗原则均不同。

诊断再障应与低增生性骨髓增生异常综合征、阵发性睡眠性血红蛋白尿症（PNH）、低增生性白血病、脾功能亢进等鉴别。

【临床表现】

1. 重型再障 起病急，贫血进展快，就诊原因常为严重出血与感染。出血部位多，严重者皮肤、黏膜出血，消化道出血，眼底出血，颅内出血。感染重，不易控制，表现为肺炎、全身感染等，严重者发生败血症。

2. 慢性再障 起病隐匿，苍白、乏力、头昏、心悸和气短等症状，呈进行性加重。出血较轻，多为皮肤黏膜出血，如出血点、紫癜、碰撞易青紫、鼻出血、牙龈出血、月经过多等，深部出血少见。感染相对较轻，容易被控制，常表现为呼吸道感染等。

3. 体检 皮肤黏膜苍白，可见出血点或瘀点、瘀斑，浅表淋巴结和肝、脾一般无肿大。

【诊断要点】

（一）一般标准

1. 全血细胞减少，网织红细胞绝对值减少。

2. 一般无肝脾肿大。

3. 骨髓至少 1 个部位增生低下或重度低下，骨髓小粒造血细胞减少，非造血细胞比例增高，有条件者应做骨髓活检。

4. 能除外其他引起全血细胞减少的疾病，如阵发性睡眠性血红蛋白尿症、骨髓增生异常综合征、急性造血功能停滞、骨髓纤维化、急性白血病和恶性组织细胞病等。

5. 一般抗贫血药物治疗无效。

根据上述标准诊断为再障后，再进一步诊断是重型再障还是慢性再障。

（二）重型再障的诊断标准

1. 临床表现 发病急，贫血进行性加重，常伴有严重感染、内脏出血。

2. 血常规 具备以下三项中至少两项：①网织红细胞<1%，绝对值<15×10⁹/L；②中性粒细胞绝对值<0.5×10⁹/L；③血小板<20×10⁹/L。

3. 骨髓象 ①多部位增生低下，三系造血细胞明显减少，非造血细胞增多。②骨髓小粒中非造血细胞及脂肪细胞增多。

（三）慢性再障的诊断标准

1. 临床表现 发病缓慢，主要表现为贫血，感染、出血均较轻。

2. 血常规和骨髓象 未达到重型再障的诊断标准。

慢性再障病情恶化，临床表现、血常规和骨髓象与重型再障相似，称为重型再障Ⅱ型。

【治疗原则】

（一）去除病因

（二）支持治疗

1. 感染的预防和处理 清洁皮肤、口腔、外阴、肛门，重型再障无菌隔离治疗护理。确定的感染应用特异敏感的抗生素进行治疗。

2. 小剂量成分输血

3. 造血生长因子 G – CSF5μg/kg 皮下注射，每天 1 次；EPO 50~100U/kg，皮下注射，每周 3 次。

（三）重型再障

宜及早考虑异基因骨髓移植或外周血干细胞移植或进行免疫抑制治疗。免疫抑制治疗主要为抗胸腺细胞球蛋白（ATG）/抗淋巴细胞球蛋白（ALG）+ 环孢素 A（CSA）。ATG/ALG 的剂量根据厂商和免疫动物略有不同，一般来源于马的 ALG 10~15mg/（kg·d）连用 5 天或兔 ATG 3~5mg/（kg·d）连用 5 天。CsA 的剂量为 3~5mg/kg，2~3 次/天，疗程至少 3 个月。

（四）慢性再障

国内多采用雄激素和（或）环孢素早期治疗干预。以雄激素为首选，常用的有司坦唑醇（康力龙）一次 2mg，每天 3 次，口服。十一酸睾酮（安雄）每天 120~160mg，分 3 次，口服。达那唑一次 0.2g，每天 3 次，口服。丙酸睾酮 50~100mg/d，肌注。CsA 的剂量、疗程同重型再障。

第三节　急性白血病

【概述】

白血病（leukemia）是一类造血干细胞的恶性克隆性增生疾病，导致骨髓正常造血功能受抑制而引起的一种恶性肿瘤性疾病。

根据白血病细胞的成熟程度和自然病程，将白血病分为急性和慢性两大类。急性白血病（AL）是造血干细胞的恶性克隆性疾病，发病时骨髓中异常的原始细胞及幼稚细胞大量增殖并抑制正常造血，广泛浸润肝、脾、淋巴结等各种脏器。表现为贫血、出血、感染和浸润等征象。根据主要受累的细胞系列可将 AL 分为急性淋巴细胞白血病（ALL）和急性髓细胞白血病（AML）。有 FAB 分型法和 WHO 诊断分型。

【临床表现】

1. 贫血 半数患者就诊时已有重度贫血，尤其是继发于 MDS 者。表现为苍白、头晕、疲乏、耳鸣、心悸、胸闷等。

2. 发热 半数患者以发热为早期表现。可低热，亦可高达 39℃ 以上，低热为本身引起，高热往往提示有继发感染。感染部位多样，以口腔炎、牙龈炎、咽峡炎最常见。

3. 出血 主要为皮肤和黏膜出血，如皮肤出血点、瘀斑、鼻出血、牙龈渗血、口腔血疱、月经过多等；颅内出血时可出现头痛、呕吐、瞳孔大小不一致，甚至昏迷、死亡，是急性白血病最常见的死亡原因之一。

4. 浸润的表现 白血病细胞浸润器官、组织引起相应的表现，主要有肝、脾、淋巴结肿大，胸骨压痛，牙龈增生、肿胀，皮肤紫蓝色结节，中枢神经系统白血病（CNSL）和睾丸肿大等。

【实验室检查】

1. 血常规 白细胞总数增多、正常或减少，出现原始和（或）幼稚细胞，红细胞、血红蛋白、血小板减少。

2. 骨髓象 骨髓细胞增生明显活跃或极度活跃，原始细胞＋幼稚细胞≥骨髓有核细胞（ANC）的 30%（FAB 作为 AL 的诊断标准，WHO 标准为骨髓原始细胞≥20%），Auer 小体仅见于 AML。正常造血细胞受抑制。低增生性急性白血病骨髓活检示有核细胞减少，但原始及幼稚细胞仍呈病理性增高。

3. 细胞化学 主要用于协助形态鉴别各类白血病。见表 6 – 1。

表 6 – 1 常见白血病的细胞化学鉴别

化学染色	急淋白血病	急粒白血病	急单白血病
过氧化物酶染色（MPO）	（－）	分化差的原始细胞（－）～（＋） 分化好的原始细胞（＋）～（＋＋＋）	（－）～（＋）
糖原染色（PAS）	（＋）成块或粗颗粒状	（－）或（＋），弥漫性淡红色或细颗粒状	（－）或（＋），弥漫性淡红色或细颗粒状
非特异性酯酶染色（NSE）	（－）	（－）或（＋）NaF 抑制 <50%	（＋），NaF 抑制 ≥50%
碱性磷酸酶染色（NAP）	增加	减少或（－）	正常或增加

注：NaF，氟化钠。

4. 免疫学检查 AL 免疫表型反映了与其相应的正常细胞的免疫学特征，根据白血病细胞表达的系列相关抗原，确定其系列来源，不仅能区分 AML 和 ALL，还能进一步区分 T – ALL 和 B – ALL。见表 6 – 2。

表 6 – 2 急性白血病分类常用的单克隆抗体

造血祖细胞	CD34、HLA – DR、TdT、CD45
B 淋巴细胞系	CD19、CD20、CyCD22 ＊、CyCD79a ＊、CD10
T 淋巴细胞系	CD2、CD3、CD5、CD7
髓细胞系	CD13、CD33、CD15、MPO ＊、CD117
红细胞系	抗血型糖蛋白 A、抗血红蛋白 A
巨核细胞系	CD41、CD61、CD42

5. 染色体检查　白血病常伴有染色体核型的改变，而染色体异常又会导致某些特定的基因改变，例如 99% 的 APL 患者有 t（15；17）（q22；q21）。

【诊断标准】

（1）骨髓增生明显或极度活跃，主要为白血病细胞，伴细胞成熟障碍，核质发育不平衡；WHO 提出：骨髓原始细胞≥20%，诊断为急性白血病；有明显髓系肿瘤染色体异常，在原始细胞数未达 20% 时，也应诊断为急性白血病；骨髓中幼红细胞≥50% 时，原始细胞≥30% 非红系细胞应诊断为急性红白血病。

（2）因白血病细胞类型、染色体改变、免疫表型和融合基因的不同，治疗方案及预后亦随之改变，故初诊患者应尽力获得全面资料，进行分型诊断。

【治疗】

目前，白血病的治疗多采用化疗方法，对应注意个体化。同时采用支持疗法、选用适当的抗生素、医疗环境的保护和细致的护理等，还有异体与自体的骨髓移植或造血干细胞移植，在经过治疗的患者有一定的治愈率与长期生存率。

（一）一般治疗

1. 紧急处理高白细胞血症　当循环血液中白细胞数 > 100×10^9/L，患者可产生白细胞淤滞，表现为呼吸困难、头晕、眼花、肢体麻木、反应迟钝、言语不清，甚至可出现颅内出血、意识障碍等，可用化疗前短期预处理。

2. 防治感染　应做好消毒隔离，使用口罩、仔细清洗双手、隔离探视者，并可考虑入住无菌病房或层流病房等，一旦发生发热或感染的其他征象，应立即进行体检以寻找感染灶，并作细菌培养和药敏试验，早期经验性应用抗生素治疗，再根据病原学和药敏试验结果调整抗生素或使用抗病毒药物、抗真菌药物等。

3. 提供成分输血 对于显著贫血的患者，入院后可输注同型的红细胞以保持患者的血红蛋白在 80g/L 以上，对于血小板显著减少并有严重出血的患者，可输注血小板，一般应保持血小板计数在 $20 \times 10^9/L$ 以上，以防止自发性出血。输血前应将含细胞成分的血液辐照，以灭活其中的淋巴细胞。

4. 防治高尿酸血症肾病 应鼓励患者多饮水，碱化尿液。在化疗同时给予别嘌醇每次 100mg，每天 3 次。

5. 注意营养 进食高蛋白、高热量、容易消化、富含维生素的食物，补充钾、钙、镁等元素，营养素搭配合理，维持水、电解质平衡，必要时静脉补充营养。

（二）抗白血病治疗

联合化疗是 AL 治疗的一种重要手段，AL 的治疗包括诱导缓解和缓解后治疗两部分。

1. AML 的化疗方案

（1）诱导缓解治疗 非 M_3 AML 患者最常用阿糖胞苷（Ara – C）联合蒽环/蒽醌类药物的组合，即"3 + 7 方案"。高三尖杉酯碱（HHT）联合 Ara – C 诱导治疗是国内常用的方案，见表 6 – 3。

表 6 – 3　AML 常用联合化疗方案

方案	药物	剂量和用法
DA	柔红霉素	90mg/（$m^2 \cdot d$），静脉注射，第 1～3 天
	阿糖胞苷	Ara – C 100mg/（$m^2 \cdot d$），静脉滴注，第 1～7 天
MA	米托蒽醌	8～12mg/（$m^2 \cdot d$），静脉注射，第 1～3 天
	阿糖胞苷	Ara – C 100mg/（$m^2 \cdot d$），静脉滴注，第 1～7 天

续表

方案	药物	剂量和用法
IA	去甲氧柔红霉素	10mg/（m² · d），静脉注射，第1~3天
	阿糖胞苷	Ara－C100mg/（m² · d），静脉滴注，第1~7天
HA	高三尖杉酯碱	3~6mg/d，静脉滴注，第1~7天
	阿糖胞苷	Ara－C 100mg/（m² · d），静脉滴注，第1~7天

M_3的诱导缓解治疗：全反式维A酸（ATRA）15~45mg/（m² · d）口服直至缓解。

（2）缓解后治疗 进行6~9个月疗程的巩固强化治疗，化疗方案可以采用剂量更强的原诱导缓解方案或大剂量（HD）Ara－C方案（2~3g/m²，每12小时1次静滴，连用3~5天，单用或与安吖啶或其他蒽环类药物联合的方案。M_3获得CR后，仍需巩固强化治疗5~6个疗程，并用ATRA及砷剂交替维持治疗2~3年。

2. ALL 的化疗方案

（1）诱导缓解治疗 长春新碱加泼尼松方案（VP方案）是治疗ALL的基本方案，在此基础上完善的VDLP（DNR＋VCR＋L－ASP＋P）是成人ALL的标准诱导缓解方案，ALL常用化疗方案见表6－4。

表6－4 ALL 常用联合化疗方案

方案	药物	剂量和用法
VP	长春新碱	2mg，每周静脉注射1次
	泼尼松	1mg/（kg · d），分次口服，连用2~3周

续表

方案	药物	剂量和用法
DVLP	柔红霉素	30mg/（m² · d），静脉注射，每 2 周第 1～3 天，共 4 周
	长春新碱	2mg，每周第 1 天静脉注射，共 4 周
	左旋门冬酰胺酶	10000U/d，静脉滴注，第 19 天开始，连用 10 天
	泼尼松	40～60mg/（m² · d），口服
Hyper - CVAD		
A 方案	环磷酰胺	300mg/（m² · 12h），静脉注射 3 小时，第 1～3 天
	长春新碱	2mg/d，静脉注射，第 4 天、第 11 天
	阿霉素	50mg/（m² · d），静脉注射，第 4 天
	地塞米松	40mg/d，口服或静脉滴注，第 1～4 天、第 11～14 天
B 方案	甲氨蝶呤	1g/m²，静脉滴注，第 1 天
	阿糖胞苷	3g/m²，每 12 小时 1 次，共 4 次，第 2～3 天

（2）缓解后治疗　包括巩固强化和维持治疗，一般需要 3 年。对于高危 ALL 应在缓解后尽量早做异体 HSCT。

缓解后巩固强化治疗可以选择原诱导方案，或应用 HD Ara - C（1～3g/m²）和 HD MTX（2～3g/m²），可以克服耐药并提高药物在脑脊液中的浓度。ALL 的维持治疗普遍采用巯嘌呤（6 - MP）和 MTX 联合应用。常用的方案为巯嘌呤（6 - MP）75 ～ 100mg/m²，每天 1 次口服；MTX 20 mg/m²，每周 1 次，静脉推注。维持治疗最好达到白细胞 ≤3.0×10⁹/L、中性粒细胞为（0.5～1.5）×10⁹/L。

（3）CNSL 的治疗　一般主张预防性治疗在患者 CR 后早期开始，多数人认为应在 CR 后 10 天之内进行。CNSL 预防包括 MTX、Ara - C、地塞米松联合鞘内注射，大剂量全身化疗（HD - Ara - C，HD - MTX 和 ASP）。鞘内注射包括：MTX 是目前应用最广泛、效果最肯定的鞘内注射预防用药。常用剂量为 8 ～ 12mg/（m²·次），每星期 1 ～ 2 次，连用 4 ～ 6 次，以后每间隔 4 ～ 6 星期鞘内注射 1 次，维持 1 ～ 3 年；鞘内注射 Ara - C：鞘内注射的二线药物，常用剂量 30 ～ 50mg/（m²·次），方法同 MTX；地塞米松主要与上述 MTX、Ara - C 联合使用，其目的是减少副作用，提高疗效。每次 5mg 加入后以适量生理盐水稀释鞘内注射。

3. HSCT 造血干细胞移植　是 AL 极为重要的治疗手段，异体移植后的复发率比化疗低，但移植后治疗相关死亡率较高，很少用于首次缓解的儿童。自体移植与化疗相比没有明显的优势，不太常用。接受移植的条件为：异体移植年龄小于 50 岁；放化疗效果好；无心、肺、肝、肾和脑等重要脏器损害。

第七章　内分泌与代谢性疾病

第一节　甲状腺功能亢进症

【概述】

甲状腺功能亢进症是指多种病因引起甲状腺激素过多而引起的一组临床综合征，临床上最主要的病因是弥漫性毒性甲状腺肿，即 Graves 病。

【临床表现】

1. 高代谢与交感神经兴奋症候群　多食易饥、腹泻、疲乏无力、肌肉萎缩、怕热多汗、体重显著下降；神经过敏、易激惹、多言好动、烦躁易怒、紧张失眠、注意力不集中、记忆力下降，手、舌和眼睑有震颤，腱反射亢进。合并甲状腺功能亢进性心脏病时，出现心律失常，以心房颤动等房性心律失常多见，随着病情加重还可出现心脏增大和心力衰竭。

2. 甲状腺体征　弥漫性、对称性甲状腺肿大，质地柔软，久病者较韧，无压痛，在甲状腺上下极可闻及血管杂音或触及震颤。

3. 眼征　单纯性突眼表现为瞬目减少；睑裂增宽；双眼向下看时，由于上眼睑不能随眼球下落，显现白色巩膜；眼球向上看时，前额皮肤不能皱起；双眼看近物时，眼球辐辏不良。

浸润性突眼表现为眼内异物感、胀痛、畏光、流泪、复视、斜视、视力下降；突眼明显，眼睑肿胀，结膜充血水肿，眼球活动受限，严重者眼球固定，眼睑闭合不全、角膜外露而发生角膜溃疡、全眼炎，甚至失明。

4. 甲状腺危象 常因感染、手术、创伤、精神刺激等诱发。临床表现有高热、大汗、心动过速（140 次/分以上）、烦躁、焦虑不安、谵妄、恶心、呕吐、腹泻，严重患者可有心力衰竭、休克及昏迷等。

【诊断要点】

1. 高代谢症状和体征。

2. 甲状腺弥漫性肿大（触诊和 B 超证实）。

3. 实验室检查 基础代谢率增高，血清总甲状腺素（TT_4）、血清总三碘甲腺原氨酸（TT_3）、血清游离甲状腺素（FT_4）、游离三碘甲腺原氨酸（FT_3）均可增高，血清促甲状腺激素（TSH）降低，TSH 受体刺激抗体（TSAb）阳性。[131]I 摄取率提示 24 小时摄取率增加，高峰前移。

【治疗】

1. 抗甲状腺药物治疗（ATD）

（1）适应证 ①病情轻、中度患者；②甲状腺轻、中度肿大；③年龄 <20 岁；④孕妇、高龄或由于其他严重疾病不适宜手术者；⑤手术前和[131]I 治疗前的准备；⑥手术后复发且不适宜[131]I 治疗者。

（2）药物、剂量与疗程 ATD 的作用机制是抑制甲状腺素的合成。常用的 ATD 分为硫脲类和咪唑类，硫脲类包括丙硫氧嘧啶（PTU）和甲硫氧嘧啶；咪唑类包括甲巯咪唑（MMI）和卡比马唑。目前认为 ATD 有免疫抑制作用，可使 TSAb 下降甚至转阴。此外，PTU 还能抑制 T_4 转变为 T_3。治疗分三个阶段：①初治期，PTU 300～450mg/d，或 MMI 30～45mg/d，每 4 周复查血清甲状腺激素水平一次。β 受体阻断剂可较快控制甲亢的临床症状。通常应用普萘洛尔每次 10~40mg，每天 3~4 次，临床症状缓解后开始减药。②减量期，每 2~4 周减量一次，每次减量 PTU 50~100mg/d，或 MMI 5~10mg/d，3~4 个月减至维持量。③维持期，PTU 50~100mg/d，或 MMI 5~10mg/d，维持治疗 1~1.5 年。在治疗过程中出现甲状腺功能低下或甲状腺明显增大时可酌情加用左甲状腺素（L - T₄），同时减少 ATD 的剂量。

（3）不良反应　常见的有粒细胞减少、皮疹、中毒性肝病等。

2. ¹³¹I 治疗

（1）适应证　①成人 Graves 病甲亢伴甲状腺肿大Ⅱ度以上。②ATD 治疗失败或过敏。③甲亢手术后复发。④甲状腺毒症心脏病或甲亢伴其他病因的心脏病。⑤甲亢合并白细胞和（或）血小板减少或全血细胞减少。⑥老年甲亢。⑦甲亢合并糖尿病。⑧毒性多结节性甲状腺肿。⑨自主功能性甲状腺结节合并甲亢。

（2）相对适应证　①青少年和儿童甲亢，用 ATD 治疗失败、拒绝手术或有手术禁忌证。②甲亢合并肝、肾等脏器功能损害。③Graves 眼病，对轻度和稳定期的中、重度患者可选用¹³¹I 治疗甲亢，对病情处于进展期的患者，可在¹³¹I 治疗前后加用泼尼松。

（3）禁忌证　妊娠期和哺乳期妇女。

（4）治疗效果及评价　此法安全简便，费用低廉，效益高。¹³¹I 治疗甲亢后的主要并发症是甲状腺功能减退。

3. 手术治疗

（1）适应证　①多结节性甲状腺肿伴甲亢。②中重度甲亢、药物或¹³¹I 治疗后复发或不能坚持服药者。③胸骨后甲状腺肿。④甲状腺肿大显著，有明显压迫症状者。鉴于甲亢对妊娠可造成不良影响（流产、早产等），而妊娠又可能加重甲亢，因此妊娠 4~6 个月的甲亢患者凡具有上述指征者，应考虑手术治疗。

（2）禁忌证 ①青少年患者。②伴严重 Graves 眼病。③老年患者合并较重心、肝、肾疾病，不能耐受手术者。④妊娠初 3 个月和第 6 个月以后。

（3）术前应使用 ATD 控制甲状腺功能至正常，一般采用甲状腺次全切除术，注意术后可能发生甲状旁腺功能减退症和喉返神经损伤等并发症。

4. 甲状腺危象的治疗

（1）纠正诱发因素。

（2）抑制甲状腺激素合成，首选 PTU 600mg 口服或经胃管注入，以后给予 250mg 每 6 小时口服，待症状缓解后减至一般治疗剂量。

（3）抑制甲状腺激素释放，服 PTU 1 小时后再加用复方碘口服溶液 5 滴、每 8 小时一次，或碘化钠 1.0g 加入 10% 葡萄糖盐水溶液中静滴 24 小时，以后视病情逐渐减量，一般使用 3~7 天。如果对碘剂过敏，可改用碳酸锂 0.5~1.5g/d，分 3 次口服，连用数天。

（4）普萘洛尔 20~40mg、每 6~8 小时口服一次，或 1mg 稀释后静脉缓慢注射。

（5）氢化可的松 50~100mg 加入 5%~10% 葡萄糖溶液静滴，每 6~8 小时一次。

（6）在上述常规治疗效果不满意时，可选用腹膜透析、血液透析或血浆置换等措施迅速降低血浆甲状腺激素浓度。

（7）降温，高热者予以物理降温，并可配合使用冬眠药物，避免用乙酰水杨酸类药物。

（8）其他支持治疗。心衰者可给予洋地黄制剂，有肺水肿可给予呋塞米。

第二节 甲状腺功能减退症

【概述】

甲状腺功能减退症简称甲减，是由于各种原因导致的低甲状腺激素血症或因甲状腺激素抵抗而引起的全身性低代谢综合征，病理特征是黏多糖在组织和皮肤中的堆积，表现为黏液性水肿。可根据甲状腺功能减低程度分为临床甲减和亚临床甲减。

【临床表现】

本病发病隐匿，主要表现以代谢率降低和交感神经兴奋性下降为主，典型症状为畏寒、乏力、手足肿胀感、嗜睡、记忆力减退、少汗、关节疼痛、体重增加、便秘、女性月经紊乱或不孕等。典型体征为表情呆滞、反应迟钝、声音嘶哑、听力障碍、面色苍白、颜面和（或）眼睑水肿、毛发稀疏干燥、跟腱反射时间延长、脉率缓慢等。少数患者可出现胫前黏液性水肿，重症者可发生黏液性水肿昏迷。

【诊断要点】

1. 甲减的症状和体征。

2. 若血清 TSH 升高，FT_4 减低，考虑原发性甲减，若 TPOAb 阳性，考虑甲减的病因为自身免疫甲状腺炎；若血清 TSH 减低或正常，TT_4、FT_4 减低，考虑中枢性甲减，可通过 TRH 兴奋试验证实。

【治疗原则】

1. L - T_4 治疗 治疗目标是将血清 TSH 和甲状腺激

素水平恢复至正常范围，治疗剂量和患者病情、年龄和体重等相关，成人 L – T₄ 替代剂量为 50 ~ 200μg/d，按照体重剂量计算：$1.6 \sim 1.8 \mu g/(kg \cdot d)$，$T_4$ 半衰期是 7 天，可每天早晨服用一次，治疗达标后，每 6 个月复查一次激素指标。

2. 黏液水肿性昏迷治疗

（1）补充甲状腺激素　T_3 静脉注射 10μg/4h 或 L – T₄ 首次 300μg，以后每日 50μg，至患者清醒后改为口服。

（2）保温、供氧、保持呼吸道通畅　必要时行气管切开、机械通气。

（3）氢化可的松 200 ~ 300mg/d 静滴。

（4）根据需要补液。

（5）控制感染，治疗原发病。

第三节　糖尿病

【概述】

糖尿病是一组由遗传、环境、免疫等多种病因引起的以慢性高血糖为特征的代谢性疾病，因胰岛素分泌绝对或相对不足和（或）作用缺陷，导致糖、脂肪、蛋白质、水和电解质等一系列代谢紊乱，长期发展可并发眼、肾、神经、心血管等多脏器的慢性损害，病情严重时也可发生糖尿病酮症酸中毒和高血糖高渗综合征等急性并发症。DM 按病因可分为 4 种类型：1 型糖尿病（T1DM）、2 型糖尿病（T2DM）、其他特殊类型糖尿病和妊娠期糖尿病（GDM），其中 2 型糖尿病最多见。

【临床表现】

糖尿病的临床表现主要是由于长期高血糖导致的代谢

紊乱综合征。常表现为多尿、多饮、多食和体重减轻，即"三多一少"症状。1型糖尿病初发时"三多一少"较为明显，而相当一部分2型糖尿病患者并无"三多一少"症状，仅于健康检查或出现各种并发症时才确诊。

【并发症】

1. 慢性并发症

（1）大血管病变　动脉粥样硬化的患病率较高，发病年龄较轻，病情进展较快，引起冠心病、缺血性或出血性脑血管病、肾动脉硬化、肢体动脉硬化等。

（2）微血管病变　微血管病变是糖尿病的特异性并发症，主要表现在视网膜、肾、神经和心肌组织，其中以糖尿病肾病和糖尿病视网膜病变最为严重。

（3）神经系统并发症　周围神经病变最为常见，双侧对称，下肢较上肢严重，可有肢端感觉异常、疼痛、出现肌力减弱，甚至肌萎缩和瘫痪。自主神经病变常影响胃肠、心血管、泌尿生殖系统功能。

（4）糖尿病足　下肢远端神经异常和不同程度周围血管病变导致足部溃疡、感染和（或）深层组织破坏。轻者表现为足部畸形、皮肤干燥和发凉、胼胝（高危足）；重者可出现足部溃疡、坏疽。糖尿病足是截肢、致残主要原因。

（5）其他　糖尿病还可引起视网膜黄斑病（水肿）、白内障、青光眼、屈光改变、虹膜睫状体病变等其他眼部并发症。皮肤病变也很常见，某些为糖尿病特异性，大多数为非特异性，但临床表现和自觉症状较重。

2. 急性并发症

（1）糖尿病酮症酸中毒（diabetic ketoacidosis，DKA）1型糖尿病患者有自发DKA倾向，2型糖尿病患者在一定诱因如感染、胰岛素治疗中断或不适当减量、饮食不当、创伤、手术、妊娠和分娩等情况下也可发生 DKA。患者早期可表现为"三多一少"症状加重；酸中毒失代偿后，病情迅速恶化，可出现疲乏、食欲减退、恶心呕吐，多尿、口干、头痛、嗜睡、呼吸深快等症状，呼气中有烂苹果味（丙酮）；后期会严重失水，尿量减少、眼眶下陷、皮肤黏膜干燥、血压下降、心率加快，四肢厥冷；晚期可出现不同程度意识障碍，反射迟钝、消失、昏迷。感染等诱因引起的临床表现可被 DKA 的表现所掩盖。少数患者表现为腹痛，酷似急腹症。

（2）高血糖高渗状态（hyperglycemic hyperosmolar status，HHS）急性感染、外伤、手术、脑血管意外等应激状态，可使用糖皮质激素、免疫抑制剂、利尿剂、甘露醇等药物；水摄入不足或失水患者，可采用透析治疗，静脉高营养疗法等均可引起血糖增高和脱水。有时在病程早期因误诊而输入大量葡萄糖液或因口渴而摄入大量含糖饮料可诱发本病或使病情恶化。本病起病缓慢，最初表现为多尿、多饮，但多食不明显或反而食欲减退，以致常被忽视。渐出现严重脱水和神经精神症状，患者反应迟钝、烦躁或淡漠、嗜睡，逐渐陷入昏迷、抽搐，晚期可出现尿少甚至尿闭。就诊时呈严重脱水、休克状态，可有神经系统损害的定位体征，但无酸中毒样大呼吸。实验室检查的突出表现为血糖明显增高，达到或超过 33.3mmol/L，血浆渗透压达到或超过 330mOsm/L。

3. 感染性并发症 糖尿病患者常发生疖、痈等皮肤化脓性感染，有时可引起败血症或脓毒血症。皮肤真菌感染、真菌性阴道炎和巴氏腺炎是女性患者常见的并发症。糖尿病合并肺结核的发生率较非糖尿病患者高。肾盂肾炎和膀胱炎多见于女性患者，反复发作可转为慢性。

【诊断要点】

1. 诊断标准 目前国际上通用 WHO 糖尿病专家委员会提出的诊断标准。

FPG $3.9 \sim 6.0$ mmol/L 为正常；$6.1 \sim 6.9$ mmol/L 为空腹血糖调节受损（IFG）；≥ 7.0 mmol/L 应考虑糖尿病。

OGTT 2hPG < 7.7 mmol/L 为正常糖耐量；$7.8 \sim 11.0$ mmol/L 为糖耐量减低（IGT）；≥ 11.1 mmol/L 应考虑糖尿病。

糖尿病的诊断标准为：糖尿病"三多一少"症状加任意时间血浆葡萄糖 ≥ 11.1 mmol/L；或 FPG ≥ 7.0 mmol/L；或 OGTT 2h PG ≥ 11.1 mmol/L。如无症状需重复一次确认，诊断才能成立。

2. 病情及并发症评估 对糖尿病的各种并发症以及代谢综合征的其他组分，如经常伴随出现的肥胖、高血压、血脂异常等也须进行相应检查和诊断以便给予治疗。如糖化血红蛋白（HbA$_1$C）、胰岛素释放试验、酮体、电解质、酸碱平衡检查，心、肝、肾、脑、眼科以及神经系统的各项辅助检查等。有关病因和发病机制的检查，如 GAD65 抗体、IAA 及 IA - 2 抗体的联合检测；胰岛素敏感性检查；基因分析等。

【治疗】

糖尿病综合治疗措施包括糖尿病教育、合理饮食、运动、降糖药物和病情检测 5 个方面。糖尿病的防治策略应全面预防心血管危险因素，除控制血糖外，还应降压、纠正脂代谢紊乱等，以达到治疗目标（表 7 - 1）。

表7-1　2型糖尿病综合控制目标
（中国2型糖尿病防治指南（2017版））

检测指标	目标值
血糖（mmol/L）*	
空腹	4.4~7.0
非空腹	<10.0
糖化血红蛋白 HbA_{1C}（%）	<7.0
血压（mmHg）	<130/80
TC（mmol/l）	<4.5
HDL - C(mmol/l) 男　性	>1.0
女　性	>1.3
TG（mmol/l）	<1.7
LDL - C（mmol/l）未合并冠心病	<2.6
合并冠心病	<1.8
体重指数（BMI，kg/ m²）	<24.0
尿白蛋白/肌酐比值（mg/mmol）	
男性	<2.5（22.0mg/g）
女性	<3.5（31.0mg/g）
尿白蛋白排泄率	<20μg/min（30.0mg/d）
主动有氧活动（分钟/周）	≥150

注：*毛细血管血糖

1. 糖尿病健康教育　让患者了解糖尿病的基础知识和治疗控制要求，学会测定尿糖或正确使用便携式血糖计，掌握医学营养治疗的具体措施和体育锻炼的具体要求，使用降血糖药物的注意事项，学会胰岛素注射技术，长期坚持合理治疗并达标，坚持随访，按需要调整治疗方案。生活应规律，戒烟和烈性酒，讲求个人卫生，预防各种感染。

2. 饮食治疗 科学的饮食可使糖尿病患者减轻胰岛负担，纠正代谢紊乱，控制体重在合理范围，控制血糖在正常范围。

3. 体育锻炼 合理运动有利于控制血糖，减轻体重，增强胰岛素敏感性，降低胰岛素抵抗，改善血脂水平和心血管功能，有利于疾病预防和心理健康。

4. 病情监测 定期监测血糖，并建议患者应用便携式血糖计进行自我监测血糖；每 3 ~ 6 个月定期复查 HbA1c，了解血糖总体控制情况，及时调整治疗方案。每年 1 ~ 2 次全面复查，了解血脂以及心、肾、神经和眼底情况，尽早发现相关并发症，给予相应治疗。

5. 口服药物治疗

（1）磺脲类（sulfonylureas，SUs） 适用于有一定胰岛素分泌功能的 2 型糖尿病患者。该类药物应根据患者病程长短、血糖高低等具体情况，选择合适起始剂量，若使用不当易发生低血糖。常用药物有：格列齐特，30 ~ 120mg/d；格列吡嗪，初始剂量为一天 5mg，以后根据血糖、糖化血红蛋白调整剂量，多数患者一天 5 ~ 10mg 即可；格列美脲，通常的起始剂量为一天 1 ~ 2mg，早餐时或首次主餐时给药，通常维持剂量为一天 1 ~ 8mg，应根据患者的血糖变化调整剂量，每 1 ~ 2 周剂量增加不超过 2mg。格列喹酮，一天剂量一般为 15 ~ 180mg，最大日剂量不超过 180mg。

（2）格列奈类（非磺脲类胰岛素促泌剂） 较适合于 2 型糖尿病早期餐后高血糖阶段或以餐后高血糖为主的老年患者。瑞格列奈，0.5 ~ 6mg/d。那格列奈，每次 60 ~ 120mg，一天三次，餐前 1 ~ 15 分钟以内服用。

（3）双胍类 适用于 2 型糖尿病，尤其是无明显消瘦的患者以及伴血脂异常、高血压或高胰岛素血症的患者；1型糖尿病，与胰岛素联合应有可能减少胰岛素用量和血糖波动。二甲双胍，500～1500mg/d，最大剂量不超过2.55g/d。

（4）α-葡萄糖苷酶抑制剂（AGI）　适用于空腹血糖正常（或不太高）而餐后血糖明显升高者，可单独用药或与其他降糖药物合用。1型糖尿病患者在胰岛素治疗基础上加用AGI有助于降低餐后高血糖。阿卡波糖，每次50～100mg，每天3次。伏格列波糖，每次0.2mg，每天3次。

（5）噻唑烷二酮类（thiazolidinediones，TZDs）　TZDs可单独或与其他降糖药物合用治疗2型糖尿病患者，尤其是肥胖、胰岛素抵抗明显者。罗格列酮，用量为4～8mg/d，每天1次或分2次口服。吡格列酮，用量为15～30mg/d，每天1次口服。

（6）胰岛素治疗

1）适应证　①1型糖尿病。②DKA、高血糖高渗状态和乳酸性酸中毒伴高血糖。③各种严重的糖尿病急性或慢性并发症。④手术、妊娠和分娩。⑤2型糖尿病胰岛B细胞功能明显减退者。⑥某些特殊类型糖尿病。

2）胰岛素制剂　速效胰岛素（普通胰岛素）主要控制餐后血糖；中效胰岛素（低精蛋白锌胰岛素）主要控制两餐间血糖，以第二餐为主；长效胰岛素（精蛋白锌胰岛素）无明显作用高峰，主要提供基础水平胰岛素。

胰岛素类似物，是氨基酸序列与人胰岛素不同，但仍能与胰岛素受体结合，功能及作用与人胰岛素相似的分子，常用的有赖脯胰岛素、门冬胰岛素、甘精胰岛素和地特胰岛素。

3）治疗原则和方法　1型糖尿病患者，病情稳定者初始剂量为0.5～1.0U/（kg·d），维持昼夜基础胰岛素水平所需的剂量为全天胰岛素剂量的40%～50%，剩余部分分别用于每餐前。应根据血糖监测结果调整胰岛素剂量。

2型糖尿病患者经合理的饮食和口服降糖药治疗仍未达到良好控制目标的，可用胰岛素补充治疗，通常白天继续服用口服降糖药，睡前注射中效胰岛素（早晨可加或不加小剂量）或每天注射1~2次长效胰岛素。当2型糖尿病患者口服降糖药治疗反应差伴体重减轻或持续性高血糖时可用胰岛素作为替代治疗。

（7）胰升糖素样多肽1受体激动剂和DPP-4抑制剂　胰升糖素样多肽1（glucagon-1ike peptide 1，GLP-1）受体激动剂代表药物有利拉鲁肽和艾塞那肽，适用于肥胖、胰岛素抵抗患者。二肽基肽酶Ⅳ（DPP-4）抑制剂代表药物有西格列汀和维格列汀，单用或与二甲双胍合用治疗T2DM。

（8）钠-葡萄糖协同转运蛋白2（sodium-dependent glucose transporters2，SGLT-2）抑制剂　SGLT-2抑制剂代表药物有达格列净，可以抑制肾脏对葡萄糖的重吸收，使过量的葡萄糖从尿液中排出而降低血糖，是一类新型抗糖尿病药物。

（9）其他治疗　糖尿病患者为减少心、脑、肾、血管等并发症的发生，除降糖治疗外，还需积极控制血压、调脂及抗血小板聚集等相关治疗。具体治疗措施见相关章节。

【急性并发症的治疗】

1. 糖尿病酮症酸中毒的治疗

（1）补液　补液是治疗的关键，开始时输液速度较快，在1~2小时内输入0.9%氯化钠1000~2000ml，起初4小时输入所计算失水量1/3的液体，以便尽快补充血容量，改善周围循环和肾功能。如治疗前已有低血压或休克的患者，快速输液不能有效升高血压，应输入胶体溶液并采用其他抗休克方法。以后根据血压、心率、每小时尿量、末梢循环情况及有无发热、吐泻等现象决定输液量和速度，老年患者及有心肾疾病的患者，必要时监测中心静脉压，一般每 4~6 小时输液 1000ml。24 小时输液量应包括已失水量和部分继续失水量，一般为 4000~6000ml，严重失水者可达 6000~8000ml。当血糖下降至 13.9mmol/L（250mg/dl）时改用 5% 葡萄糖液，并按每 2~4g 葡萄糖加入 1U 短效胰岛素持续静脉滴注。

（2）胰岛素治疗　目前均采用小剂量（短效）胰岛素治疗方案，即每小时给予每千克体重 0.1U 胰岛素。血糖下降速度一般以每小时约降低 3.9~6.1mmol/L（70~110mg/dl）为宜，每 1~2 小时复查血糖，若在补足液量的情况下 2 小时后血糖下降不理想或反而升高，提示患者对胰岛素敏感性较低，胰岛素剂量应加倍。当血糖降至 13.9mmol/L 时开始输入 5% 葡萄糖溶液，并按比例加入胰岛素，此时仍需每 4~6 小时复查血糖，调节输液中胰岛素的比例并每 4~6 小时皮下注射一次胰岛素 4~6U，使血糖水平稳定在较安全的范围内。病情稳定后过渡到胰岛素常规皮下注射方案。

（3）纠正电解质及酸碱平衡失调　本症酸中毒主要由酮体中酸性代谢产物引起，经输液和胰岛素治疗后，酮体水平下降，酸中毒可自行纠正，一般不必补碱。严重酸中毒影响心血管、呼吸和神经系统功能，应给予相应治疗，但补碱不宜过多、过快，补碱指征为血 pH < 7.1，HCO_3^- < 5mmol/L。给予碳酸氢钠 50mmol/L，一般仅给 1~2 次。DKA 患者有不同程度失钾，补钾应根据血钾和尿量。治疗前血钾低于正常，立即开始补钾，起初 2~4 小时通过静脉输液每小时补钾 13~20mmol/L（相当于氯化钾 1.0~1.5g）；血钾正常、尿量 >40ml/h，也应立即开始补钾；血钾正常、尿量 <30ml/h，可暂缓补钾，待尿量增加后再开

始补钾；血钾高于正常，暂缓补钾。起初 24 小时内可补氯化钾达 6～8g 或以上，将其部分稀释后静脉输入、部分口服。治疗过程中应定时监测血钾和尿量，调整补钾量和速度。待病情恢复后仍应继续口服钾盐数天。

（4）其他　寻找和处理诱发因素，在抢救过程中要注意治疗措施之间的协调及从一开始就重视防治重要并发症，如休克，脑水肿，心、肾衰竭等，维持重要脏器功能。做好护理工作，仔细观察及准确记录。

2. 高血糖高渗状态的治疗　治疗原则同 DKA。本症失水比 DKA 更为严重，可达体重的 10%～15%，输液要更为积极小心，24 小时补液量可达 6000～10000ml。关于补液的种类和浓度，目前多主张治疗开始时用等渗溶液如 0.9% 氯化钠，休克患者应另予以血浆或全血。如无休克或休克已纠正，在输入生理盐水后血浆渗透压高于 350mOsm/L，血钠高于 155mmol/L，可考虑输入适量低渗溶液，如 0.45% 或 0.6% 氯化钠。视病情可考虑同时给予胃肠道补液。当血糖下降至 16.7mmol/L 时，开始输入 5% 葡萄糖液并按每 2～4g 葡萄糖加入 1U 胰岛素方案治疗。胰岛素治疗方法与 DKA 相似，静脉注射胰岛素首次负荷量后，继续以每小时每千克体重 0.05～0.1U 的速率静脉滴注胰岛素，一般来说本症患者对胰岛素较敏感，因而胰岛素用量较小。补钾要更及时，一般不补碱。应密切观察从脑细胞脱水转为脑水肿的可能，患者可一直处于昏迷状态，或稍有好转后又陷入昏迷，应密切注意病情变化，及早发现和处理。

第八章　神经系统疾病

第一节　脑出血

【概述】

脑出血是指非外伤性脑实质内的出血，故称为自发性脑出血；高血压性小动脉硬化和破裂是本病最常见的原因，其次为脑淀粉样血管病变、动静脉畸形、动脉瘤、血液病、凝血功能异常、脑动脉炎、药物滥用，肿瘤和脑梗死为继发性脑出血的原因。自发性脑出血的出血部位以壳核最多见，其次为丘脑、尾状核、半球白质、脑叶、脑桥、小脑和脑室等。

【临床表现】

本病多见于有高血压病史和 50 岁以上的中老年人，男性稍多于女性，寒冷季节发病率高，发病人群多有高血压病史。常见诱发因素包括情绪波动、体力劳动、用力排便、气候变化等，也可无任何诱因。

（一）全脑症状

1. 意识障碍　轻者躁动不安、意识模糊不清，严重者多在半小时内进入昏迷状态，眼球固定于正中位，面色潮红或苍白，鼾声大作，大汗，尿失禁或尿潴留等。

2. 头痛与呕吐　神志清或轻度意识障碍者可诉头痛，以病灶侧为重；朦胧或浅昏迷者可见患者用健侧手触摸病灶侧头部，病灶侧颞部有明显叩击痛，亦可见向病灶侧呈强迫性头位。多见呕吐，多为喷射性，呕吐物为胃内容物，多数为咖啡色，呃逆也相当多见。

3. 去大脑性强直与抽搐 如出血量大，破入脑室和影响脑干上部功能时，可出现阵发性去皮质性强直发作（两上肢屈曲，两下肢伸直，持续几秒钟或几分钟不等）或去脑强直性发作（四肢伸直性强直）。少数患者可出现全身性或部分性痉挛性癫痫发作。

4. 呼吸与血压 患者一般呼吸较快，病情重者呼吸深而慢，病情恶化时转为快而不规则的呼吸，或呈潮式呼吸，叹息样呼吸，双吸气等。出血早期血压多突然升高，可达200/120mmHg以上。血压高低不稳和逐渐下降是循环中枢功能衰竭的征象。

5. 体温 出血后即刻出现高热，乃系丘脑下部体温调节中枢受到出血损害的征象；若早期体温正常，而后体温逐渐升高并呈现弛张型者，多系合并感染之故（以肺部为主）。始终低热者为出血后的吸收热。桥脑出血和脑室出血均可引起高热。

6. 瞳孔与眼底 早期双侧瞳孔可时大时小，若病灶侧瞳孔散大，对光反应迟钝或消失，是小脑幕切迹疝形成的征象；若双侧瞳孔均逐渐散大，对光反应消失，是双侧小脑幕切迹全疝或深昏迷的征象；若两侧瞳孔缩小或呈针尖样，提示桥脑出血。

眼底多数可见动脉硬化征象和视网膜斑片出血，静脉血管扩张。若早期无视乳头水肿，而后才逐渐出现者，应考虑脑内局灶性血肿的形成或瘤卒中的可能。

7. 脑膜刺激征 见于脑出血已破入脑室或脑蛛网膜下腔时。倘有颈项僵直或强迫头位而 Kernig 征不明显时，应考虑颅内高压引起枕骨大孔疝的可能。

（二）局限性神经症状

与出血的部位、出血量和出血灶的多少有关。

1. 基底核区出血　包括壳核出血、丘脑出血、尾状核头出血。壳核出血最常见占 ICH50% ~ 60%，病灶对侧出现不同程度的偏瘫、偏身感觉障碍和偏盲，病理反射阳性。双眼球常偏向病灶侧。优势半球出血者尚可有失语、失用等症状。

2. 脑叶出血　占脑出血的 5% ~ 10%，大脑半球皮质下白质内出血常由脑动脉畸形、血管淀粉样病变、血液病所致，多为病灶对侧单瘫或轻偏瘫，或为局部肢体抽搐和感觉障碍。

3. 脑室出血　多数昏迷较深，常伴强直性抽搐，可分为继发性和原发性两类。前者多见于脑实质出血破入脑室系统所致；后者少见，为脑室壁内血管自身破裂出血引起。脑室出血本身无局限性神经症状，仅三脑室出血影响丘脑时，可见双眼球向下方凝视，临床诊断较为困难，多依靠头颅 CT 检查确诊。

4. 桥脑出血　视出血部位和波及范围而出现相应症状。常见出血侧周围性面瘫和对侧肢体瘫痪（Millard – Gubler 综合征）。若出血波及两侧时可出现双侧周围性面瘫和四肢瘫，少数可呈去大脑性强直。两侧瞳孔可呈针尖样，两眼球向病灶对侧偏视。体温升高。

5. 小脑出血　小脑上动脉分支破裂所致，后枕部疼痛，眩晕，视物不清，恶心呕吐，步态不稳，如无昏迷者可检出眼球震颤共济失调。

（三）并发症

1. 消化道出血　轻症或早期患者可出现呃逆，随后呕吐胃内容物；重者可大量呕吐咖啡样液体或排柏油样便。多为丘脑下部自主神经中枢受损，引起胃部血管舒缩机制紊乱，血管扩张，血液缓慢及淤滞而导致消化道黏膜糜烂坏死所致。

2. 脑－心综合征 发生急性心肌梗死或心肌缺血，冠状动脉供血不足，心律失常等。脑－心综合征多与额叶眶面、丘脑下部、中脑网状结构损害，交感神经功能增高及血中儿茶酚胺增多有关。

3. 呼吸道不畅与肺炎 患者因昏迷，口腔及呼吸道分泌物不能排出，易发生呼吸道通气不畅、缺氧甚至窒息，也易并发肺炎。少数患者亦可发生神经性肺水肿。

【诊断要点】

（一）诊断

中老年患者在活动中或情绪激动时突然发病，病情进展迅速，除伴随头痛、意识障碍外，还有局灶性神经功能缺损症状和体征。

（二）辅助检查

1. 头颅 CT 检查 是判断脑出血的首选重要方法，头颅 CT 可见出血改变。早期 CT 检查即可显示密度增高，可确定出血的大小、部位，出血周围水肿呈低密度改变，以排除非出血性疾患。病情需要和有条件时可作 MRI 检查。小脑出血者应定期作 CT 检查，至少 1 周复查 1 次；病情变化时随时复查，除注意观察血肿本身的变化外，应特别注意观察有无脑室对称性扩大等脑积水征象，以指导治疗。

2. 脑脊液检查 颅内压力多数增高，并呈血性，但约 25% 的局限性脑出血脊液外观也可正常。腰穿易导致脑疝形成或使病情加重，故须慎重考虑。

3. 脑血管造影 脑出血一般不需要进行 DSA 检查，疑有血管畸形、血管瘤等的患者需要在外科手术或血管介入时检查。DSA 可清楚地显示异常血管和造影剂外漏的破裂血管及部位。

4. 脑电图 颅内压增高者可出现弥散性慢波，如大脑半脑出血，出血侧还可有局灶性慢波灶等变化。

此外，重症脑出血患者的白细胞和中性粒细胞会增高，部分患者可出现暂时性尿糖和蛋白尿。

【治疗原则】

（一）一般治疗

卧床休息 2 ~ 4 周，维持生命体征稳定，维持水、电解质平衡，保持大小便通畅，预防和及时治疗压疮、泌尿道和呼吸道感染等。

（二）控制血压

脑出血急性期的患者血压多增高。对血压高的处理应个体化，应参照患者原来有无高血压、有无颅内压高、年龄、发病时间、原发疾病与合并疾病具体确定。若颅内压高时，应先降颅内压，再根据血压情况决定是否进行降血压治疗。处理时，过高血压有可能使破裂的小动脉继续出血或再出血和血肿扩大，而过低的血压又会使脑灌注压降低，加重脑损害，应权衡利弊审慎处理。对于原血压正常又无严重颅内压增高的患者，一般将血压控制在出血前原有水平或略高；原有高血压者将血压控制在（150 ~ 160）/（90 ~ 100）mmHg 为宜。血压≥200/110mmHg 时，在降颅内压的同时应慎重平稳地降血压治疗，使血压维持在高于发病前水平或180/105mmHg 左右；收缩压在170 ~ 200mmHg 或舒张压在100 ~ 110mmHg，暂时可不用降压药，先脱水降颅内压，并密切观察血压情况，必要时再用降压药。血压增高是因颅内压增高引起时，应以积极降低颅内压治疗为主。收缩压＜165mmHg或舒张压＜95mmHg 时，不宜降血压治疗。脑出血患者偶可见血压低下，应积极寻找原因，并适当给予升压处理。

（三）控制脑水肿，降低颅内压

较大的脑内血肿周围会出现脑水肿，多于出血后 3 ～ 4 天达到高峰，严重时还会造成颅内压过高和脑疝，可危及生命。治疗颅内压增高可选 20% 甘露醇 125 ～ 250ml，静脉滴注，每 6 ～ 8 小时一次，注意尿量、血钾及心肾功能。也可应用甘油果糖 250 ～ 500ml 静脉滴注，每 8 ～ 12 小时一次，也可适量应用呋塞米。有条件时可选用白蛋白。应用这些药物时，应注意排尿量和控制出入水量。

（四）控制体温

头颅局部降温是脑出血的辅助治疗措施，但体温不宜低于 34℃，并发肺炎等常造成体温增高，应积极抗感染治疗。

（五）癫痫发作的预防和处理

如出现癫痫发作，应给予苯妥英钠或卡马西平等一线抗癫痫药处理。

（六）防治并发症

保持呼吸道通畅，防止吸入性肺炎或窒息，注意定时翻身、拍背。如有呼吸道感染时，及时使用抗生素。防止压疮和尿路感染。注意有无应激性溃疡。

（七）手术治疗

1. 适应证 大脑半球血肿 30ml 以上、小脑血肿 10ml 以上或直径≥3cm 者，在患者家属的要求和同意下，可做神经外科手术治疗。原发性脑室出血可考虑脑室引流治疗。

2. 禁忌证 对于丘脑、脑干出血者，高龄体质差，多器官功能衰竭，脑疝晚期，高热，严重消化道出血患者均属禁忌。

（八）早期康复治疗

早期将患肢置于功能位，急性期过后及早进行肢体功能、言语障碍及心理的康复治疗。

第二节　脑梗死

【概述】

脑梗死又称缺血性脑卒中，是指各种原因所致的脑部血液供应障碍，导致脑组织缺血、缺氧性坏死，出现相应的神经功能缺损。脑梗死占全部脑血管病的 70% ~ 80%。根据发病机制和临床表现，通常将脑梗死分为脑血栓形成、脑栓塞、腔隙性脑梗死。脑梗死最常见的病因：脑血栓形成多由动脉粥样硬化和动脉炎引起；脑栓塞多由心源性和非心源性栓子造成；腔隙性脑梗死病因多为高血压病、动脉粥样硬化和微栓子等。

【临床表现】

（一）一般症状

本病多见于中老年患者，常合并高血压、糖尿病、冠心病、血脂异常等。常于安静时或睡眠中发病，3 ~ 5 天内症状逐渐达到高峰。有些患者发病前已有一次或多次短暂缺血发作。除重症外，3 ~ 5 天内症状逐渐达到高峰，意识多清楚，颅内压增高不明显。

（二）脑的局限性神经症状

变异较大，与血管闭塞的程度、闭塞血管大小、部位和侧支循环的好坏有关。

1. 颈内动脉系统

（1）颈内动脉　以偏瘫、偏身感觉障碍、偏盲三偏征和精神症状为多见，可以有不同程度的失语症、失用和失认。如侧支循环良好，临床上可不出现症状。颈部触诊可发现颈内动脉搏动减弱或消失，听诊可闻及血管杂音。

（2）大脑中动脉　最为常见。主干闭塞时有三偏征，优势半球病变时可出现失语症。主干闭塞可引起大面积脑梗死，患者多有意识障碍，可导致脑疝形成。

（3）大脑前动脉　由于前交通动脉提供侧支循环，近端阻塞时可无症状；周围支受累时，常侵犯额叶内侧面，瘫痪以下肢为重，可伴有下肢的皮质性感觉障碍及排尿障碍；深穿支阻塞，影响内囊前支，常出现对介中枢性面舌瘫及上肢轻瘫。双侧大脑前动脉闭塞时可出现精神症状伴有双侧瘫痪。

2. 椎–基底动脉系统

（1）小脑后下动脉（Wallenberg）综合征　引起延髓背外侧部梗死，出现眩晕、恶心、呕吐、眼球震颤，病灶侧舌咽、迷走神经麻痹，小脑性共济失调及 Hroner 征，病灶侧面部、对侧躯体、肢体感觉减退或消失。

（2）小脑前下动脉　眩晕、眼球震颤，两眼球向病灶对侧凝视，病灶侧耳鸣、耳聋，Horner 征及小脑性共济失调，病灶侧面部和对侧肢体感觉减退或消失。

（3）基底动脉　高热、昏迷、针尖样瞳孔、四肢软瘫及延髓麻痹。急性完全性闭塞时可迅速危及患者生命，个别患者表现为闭锁综合征。

（4）大脑后动脉　表现为枕顶叶综合征，以偏盲和一过性视力障碍如黑矇等多见，此外还可有体象障碍、失认、失用等。如侵及深穿支可伴有丘脑综合征，有偏身感觉障碍及感觉异常以及锥体外系等症状。

（5）基底动脉供应桥脑分支　可出现下列综合征。①桥脑腹内侧综合征（Foville 综合征）：病灶侧外展不能，两眼球向病灶对侧凝视，对侧偏瘫。②脑桥腹外综合征（Millard – Gubler 综合征）：病灶侧周围性面瘫及外直肌麻痪，伴病灶对侧偏瘫，可有两眼向病灶侧凝视不能。③脑桥被盖下部综合征（Raymond – Cestan 综合征）：病灶侧有不自主运动及小脑体征，可出现对侧肢体轻瘫及感觉障碍，眼球向病灶侧凝视不能。

【诊断要点】

（一）诊断

本病多因脑动脉硬化与高血压引起，其诊断要点为：年龄在 50 岁以上具有动脉硬化、糖尿病、高血脂者；既往有短暂性脑缺血发作史；多在安静状态下或睡眠中发病，起病急；意识多清楚，较少头痛、呕吐。

（二）辅助检查

血尿常规、血沉、血糖、血脂、肝肾功、电解质、凝血功能及心电图应列为常规检查项目。脑脊液无色透明，压力、细胞数和蛋白多正常。脑血管造影可发现血管狭窄或闭塞的部位和程度。头颅 CT 或 MRI 检查发现脑梗死可明确诊断。头颅 CT 扫描，24 小时后可见低密度灶。磁共振（MRI）检查则可在早期发现梗死部位。正电子发射计算机断层扫描（PET），能测定脑血流量，指导溶栓治疗，判定预后。

【治疗原则】

（一）急性期

"时间就是大脑"以尽早改善脑缺血区的血液循环、促进神经功能恢复为原则。

1. 一般治疗　主要为对症治疗，保持呼吸道通畅、吸氧、控制血糖、调控血压、营养管理，预防应激性溃疡、压疮，注意水电解质平衡、检测心脏、调节体温等。

2. 缓解脑水肿　根据梗死面积大小酌情选择降颅压药物，如甘露醇、呋塞米等。

3. 溶栓治疗 是目前最重要的恢复血流措施。包括重组组织型纤溶酶原激活剂 rt - PA 和尿激酶 UK 静脉溶栓治疗。rt - PA 治疗的时间为发病后 4.5 小时内，尿激酶治疗时间为发病后 6 小时内。尿激酶是我国目前使用的主要溶栓药物。有出血体质、低纤维蛋白原血症、败血症、空洞型肺结核、严重肝病、心内膜炎及近期内有出血者忌用。

4. 抗血小板治疗 对于不符合溶栓治疗的患者应尽早给予阿司匹林或联合氯吡格雷进行抗血小板治疗。

5. 抗凝治疗

（1）对大多数急性缺血性脑卒中患者，不推荐无选择地早期进行抗凝治疗。

（2）关于少数特殊患者的抗凝治疗，可在谨慎评估风险/效益比后慎重选择。

（3）特殊情况下溶栓后还需抗凝治疗的患者，应在 24 小时后使用抗凝剂。

6. 扩容治疗 对一般缺血性脑卒中患者，不推荐扩容；对于低血压或脑血流低灌注所致的急性脑梗死患者如分水岭梗死患者可考虑扩容治疗，但应注意可能加重脑水肿、心功能衰竭等并发症，此类患者不推荐使用扩容治疗。

7. 中医中药和针刺治疗 急性脑梗死的疗效尚需更多高质量随机对照试验进一步证实。建议根据具体情况结合患者意愿决定是否选用针刺或中成药治疗。

（二）恢复期

通常规定卒中发病 2 周后即进入恢复期，脑卒中后在病情稳定的情况下应尽早开始坐、站、走等活动。卧床者病情允许时应注意肢体位置摆放。应重视语言、运动和心理等多方面的康复训练，目的是尽量恢复日常生活自理能力。

早期开始二级预防：急性期卒中复发的风险很高，卒中后应尽早开始二级预防，应遵循目前指南。

第三节 颅骨骨折

【概述】

颅骨遭受外力时是否造成骨折主要取决于外力大小、作用方向和致伤物与颅骨接触的面积以及颅骨的解剖结构特点。按骨折形态分为线形骨折、凹陷骨折、粉碎骨折、洞形骨折；按骨折部位分为颅盖骨折、颅底骨折；按创伤性质分为闭合性骨折、开放性骨折。

【临床表现】

1. 颅盖骨折 多为线形骨折和凹陷骨折，可伴有头皮损伤。

2. 颅底骨折 多由颅盖骨折延伸而来，多为线形骨折。

（1）颅前窝骨折 多累及额骨水平和筛骨，骨折出血可经鼻流出，或进入框内在眼睑和球结膜下形成淤血斑，俗称"熊猫眼"或"眼镜征"，脑膜撕裂时脑脊液可沿额窦或筛窦再经鼻流出形成脑脊液鼻漏，常伴嗅神经损伤。

（2）颅中窝骨折 骨折可累计蝶骨和颞骨，血液和脑脊液经蝶窦形成鼻漏；若骨折线累计颞骨岩部，血液和脑脊液可经中耳和破裂的鼓膜形成耳漏，可有面神经、听神经、视神经、动眼神经等的损伤。

（3）颅后窝骨折 常累计岩骨和枕骨基底部，在乳突和枕下部可见皮下淤血（Battle 征），或在咽后壁发现黏膜下淤血，可有舌咽神经、迷走神经、副神经和舌下神经损伤。

【诊断要点】

1. 骨折的症状和体征。

2. 头颅 X 线或者 CT 可见骨折线。

【治疗原则】

1. 颅盖骨折　线形骨折若无并发症可不处理，凹陷骨折有如下情况需处理：凹陷深度 >1cm，位于重要功能区，骨折片刺入脑内，骨折引起瘫痪、失语等功能障碍或局限性癫痫者。

2. 颅底骨折　闭合性骨折无须处理，合并脑脊液漏时预防颅内感染，脑脊液漏超过 1 个月未停止者须手术治疗。

第九章　运动系统疾病

第一节　常见四肢骨折

一、肱骨外科颈骨折

【概述】

肱骨外科颈位于解剖颈下 2～3cm，大、小结节下缘与肱骨干交界处，是松质骨与皮质骨交界处，是解剖上的薄弱环节，易发生骨折。肱骨外科颈骨折好发于中、老年人。因解剖关系，如果所受暴力大，骨折移位严重，可损伤腋神经和臂丛神经，以及腋窝处动脉、静脉。病因及分类：间接暴力作用是肱骨外科颈骨折的主要原因。因暴力作用的大小、方向、肢体的位置及患者骨质质量等因素，可分为无移位骨折、外展型骨折、内收型骨折和粉碎性骨折。

【临床表现】

（一）无移位骨折

直接暴力较小，可产生裂纹骨折。跌倒时，上肢伸直外展，手掌触地，两骨折断端嵌入而无移位产生无移位嵌入骨折。治疗时不需手法复位，用三角巾悬吊上肢 3～4 周，并进行早期功能锻炼。

（二）外展型骨折

为间接暴力引起。跌倒时上肢外展，手掌触地。骨折近端内收，骨折远端外展，外侧骨皮质嵌插于近侧断端内侧，形成向内、向前成角移位。伤后肩部肿痛、瘀斑，上肢活动障碍。局部压痛。X 线检查可明确移位情况。移位明显肱骨外科颈骨折在局麻下行手法整复，超肩关节夹板或石膏固定。

（三）内收型骨折

较少见。常为间接暴力所致。与外展型骨折相反。X线拍片可见骨折移位及向前、外方的成角畸形。治疗以手法复位、外固定方法为主。手法复位失败、陈旧骨折不愈合可行切开复位内固定术。

（四）粉碎性骨折

与内收型和外展型骨折一样，损伤局部疼痛、肿胀、瘀斑，其程度较内收型、外展型骨折更重，患肢不能活动。X线片可发现骨折块的数量、大小、位置等。

【诊断要点】

根据外伤史，临床表现及 X 线片可以确诊。

【治疗原则】

1. 严重粉碎性骨折，若患者年龄过大，全身情况很差，可用三角巾悬吊，任其自然愈合。对特别复杂的，并合并肱骨头坏死的，也可选择人工肱骨头置换术。

2. 不稳定性骨折手法复位难以成功，即便复位也不容易使骨折端稳定，可切开复位内固定，术中注意修复肩袖，术后 4 ~ 6 周开始肩关节活动。

3. 对青壮年的严重粉碎骨折，切开复位难以内固定时，可作尺骨鹰嘴外展位牵引，辅以手法复位，小夹板固定。6 ~ 8 周后去除牵引，继续用小夹板固定，并开始功能锻炼。

4. 对特别复杂的，并合并肱骨头坏死的，也可选择人工肱骨头置换术。

二、肱骨干骨折

【概述】

肱骨外科颈以下 1 ~ 2cm 至肱骨髁上 2cm 的管状骨区

域为肱骨干。多发生于青壮年。由直接暴力所致的骨折，以肱骨中、上段骨折发生率高，多为横形或粉碎性骨折。由间接暴力引起的骨折多发生于肱骨干的中下 1/3，常由于手部或肘部着地，暴力向上传导，加上身体倾倒所产生的剪式应力导致。桡神经在肱骨中下 1/3 段后外侧桡神经沟内经过，该处骨折时，常合并桡神经损伤，出现腕下垂、拇指不能外展、掌指关节不能自主伸直等。

【临床表现】

受伤后，局部出现疼痛、肿胀、畸形，皮下瘀斑，上肢活动障碍。检查可发现假关节活动，骨摩擦感，骨传导音减弱或消失。若合并桡神经损伤，出现垂腕，各手指掌指关节不能背伸，拇指不能外展，前臂旋后障碍及手背桡侧、虎口区皮肤感觉减退或消失。X 线片可确定骨折的情况及移位方向。

【诊断要点】

根据外伤史，临床表现及 X 线片可以确诊。

【治疗原则】

大多数肱骨干骨折如横形或短斜形骨折可采用非手术方法治疗。

（一）手法复位外固定

1. 小夹板固定 骨折复位后，用四块适当长度的小夹板小夹板固定，并屈肘 90°位用三角巾悬吊。成人固定 6~8 周，儿童固定 4~6 周。

2. 石膏固定 稳定性骨折复位后，可用 U 形石膏固定。若为中、下段长斜形或长螺旋形骨折、手法复位后不稳定，可采用上肢悬垂石膏固定。为避免骨折端分离，宜采用轻质石膏，并在固定中期严密观察骨折对位对线情况。

（二）手术切开复位内固定

1. 手术指征 ①反复手法复位失败，骨折端对位对线不良，估计愈合后影响功能；②骨折有分离移位或骨折端有软组织嵌入；③合并神经、血管损伤；④陈旧骨折不愈合；⑤影响功能的畸形愈合；⑥同一肢体有多发性骨折；⑦8 小时以内的污染不重的开放性骨折。

2. 手术方法　在臂丛神经阻滞或高位硬膜外麻醉下行切开复位内固定。术中尽可能达到解剖复位，可根据情况用加压钢板或加压髓内针固定。近年来也采用锁定钢板行微创内固定。手术中应注意勿损伤桡神经。

（三）功能锻炼

无论是手法复位外固定，还是切开复位内固定，术后均应早期进行功能锻炼。复位后抬高患肢，主动练习手指屈伸活动。

三、肱骨髁上骨折

【概述】

肱骨髁上骨折指肱骨干与内、外髁交界处的骨折，多见于 10 岁以下儿童。处理不当容易引起 Volkmann 缺血性肌挛缩和肘内翻畸形。

肱骨髁上骨折多由间接暴力所致，可分为伸直型和屈曲型。以伸直型骨折最常见，约占 85%，即跌倒时手掌着地，肘关节呈半屈状，间接外力经前臂向上传递导致肱骨髁上伸直型骨折。骨折近端常损伤肱动脉、正中神经、桡神经。屈曲型少见，跌倒时肘关节呈屈曲状，肘后部着地，暴力传导至肱骨下端而导致屈曲型骨折，损伤血管和神经概率小。

【临床表现】

儿童有受伤史，肘部出现疼痛、肿胀、畸形并处于半屈位。检查局部有明显压痛，有骨摩擦音及假关节活动，伸直型肘前方可打到骨折断端，肘后三角关系（尺骨鹰嘴的顶点与肱骨内、外上髁的关系，屈肘时呈等边三角形）

正常。在诊断中，应注意有无神经、血管损伤，应特别注意观察前臂肿胀程度，腕部有无桡动脉搏动，手的感觉及运动功能等。肘部正、侧位片可确定骨折及移位情况，并为选择治疗方法提供依据。

【诊断要点】

根据外伤史，临床表现及 X 线片可以确诊。

【治疗原则】

（一）手法复位外固定

受伤时间短，局部肿胀轻，无血液循环障碍者，可行手法复位外固定。复位后用后侧石膏托在屈肘位固定 4～5 周，X 线片证实骨折愈合良好，即可拆除石膏，开始功能锻炼。

（二）持续牵引

伤后时间较长，局部组织损伤严重，出现骨折部严重肿胀时，不能立即进行手法复位。应卧床休息，抬高患肢或用尺骨鹰嘴悬吊牵引，同时加强手指活动，待肿胀消退后进行手法复位。

（三）切开复位内固定

以下情况可选择手术治疗。

1. 手法复位失败。

2. 小的开放伤口，污染不重。

3. 伴有神经血管损伤。

（四）功能锻炼

无论手法复位外固定，还是切开复位内固定，术后应严密观察肢体血液循环及手的感觉、运动功能。抬高患肢，早期进行手指及腕关节屈伸活动，有利于减轻水肿。

四、前臂双骨折

【概述】

前臂双骨折多为外伤所致，青少年多见。前臂双骨折可分为单纯尺骨骨折、桡骨骨折、尺桡骨干双骨折、尺骨上 1/3 骨折合并桡骨小头脱位（孟氏骨折）、桡骨下 1/3 骨折合并下尺桡关节脱位（盖氏骨折）。其中以尺、桡骨双骨折常见。

【临床表现】

前臂尺、桡骨干双骨折后，局部肿胀、压痛、畸形、骨擦音、功能障碍、反常活动，严重者可并发骨筋膜室综合征。

X 线片检查应包括肘关节或腕关节，可发现骨折的准确部位、骨折类型及移位方向，以及是否合并有上下尺桡关节损伤。

【诊断要点】

根据外伤史，临床表现及 X 线片可以确诊。

【治疗原则】

（一）手法复位外固定

多数骨折可手法复位，用石膏或夹板外固定，使用分骨垫以防尺桡骨再向中间互相靠拢，吊带或三角巾悬吊于胸前。8～12 周可行 X 线复查，拆除外固定。

（二）切开复位内固定

1. 手术指征　①手法复位失败；②受伤时间较短、伤口污染不重的开放性骨折；③合并神经、血管、肌腱损伤；④同侧肢体有多发性损伤；⑤陈旧骨折或畸形愈合。

2. 手术方法　麻醉后，在止血带控制下手术。可选用钢板螺钉固定或髓内钉固定。

（三）功能锻炼

无论手法复位外固定或切开复位内固定，术后均应抬高患肢，严密观察肢体肿胀程度、感觉、运动功能及血液循环情况。术后早期开始进行手指屈伸活动和腕关节活动。

4 周以后开始练习肘、肩关节活动。8～10 周后拍片证实骨折已愈合，才可进行前臂旋转活动。

五、桡骨远端伸直型骨折（Colles 骨折）

【概述】

桡骨远端伸直型骨折多为腕关节处于背伸位、手掌着地、前臂旋前时受伤所致。

【临床表现】

伤后局部疼痛、肿胀、可出现典型畸形姿势，即侧面看呈"餐叉"畸形，正面看呈"枪刺刀"畸形。检查局部压痛明显，腕关节活动障碍。X 线片可见骨折远端向桡、背侧移位，近端向掌侧移位。

【诊断要点】

根据外伤史，临床表现及 X 线片可以确诊。

【治疗原则】

以手法复位外固定治疗为主，部分需要手术治疗。

1. 手法复位外固定　局部血肿麻醉后，在持续牵引下矫正重叠移位与成角畸形，然后在掌屈、尺偏位用超腕关节小夹板固定或石膏夹板固定 2 周，水肿消退后，在腕关节中立位继续用小夹板或改用石膏固定。

2. 切开复位内固定

（1）手术指征　①严重粉碎骨折移位明显，桡骨远端关节面破坏；②手法复位失败或复位成功，外固定不能维持复位。

（2）手术方法　麻醉后，暴露骨折端，在直视下复位，松质骨螺钉、T 形钢板或钢针固定。粉碎严重者，选用外固定架固定，6～8 周后根据 X 线片情况可取消外固定支架。

3. 功能锻炼　无论手法复位或切开复位，术后均应早期进行手指屈伸活动。4~6 周后可去除外固定，逐渐开始腕关节活动。

六、桡骨远端屈曲型骨折（Smith 骨折）

【概述】

桡骨远端屈曲型骨折常由于跌倒时，腕关节屈曲、手背着地受伤引起。也可由腕背部受到直接暴力打击发生。较伸直型骨折少见。

【临床表现】

伤后，腕部下垂，局部肿胀，腕背侧皮下瘀斑，腕部活动受限。检查局部有明显压痛。X 线拍片可发现与伸直型骨折移位方向相反的典型移位，称为反 Colles 骨折或 Smitrh 骨折。

【诊断要点】

根据外伤史，临床表现及 X 线片可以确诊。

【治疗原则】

主要采用手法复位，夹板或石膏固定。复位手法与伸直型骨折相反，基本原则相同。复位后若极不稳定，外固定不能维持复位者，行切开复位内固定。

七、股骨颈骨折

【概述】

股骨颈骨折为中、老年人常见骨折，与骨质疏松导致的骨质量下降有关。多由跌到时下肢突然扭转，间接暴力作用股骨颈所致。股骨颈骨折的分类方法较多，按骨折线部位分为头下型骨折、经颈型骨折和基底型骨折；按 X 线表现（Pauwels 角）分为外展型与内收型骨折。

【临床表现】

中、老年人常有绊倒史，伤后髋痛，活动受限，不能站立和行走。稳定骨折有时伤后仍能行走，数天后出现髋痛，活动后加重，甚至不能行走，以后发展为不稳定骨折。检查时可发现患肢短缩、外旋畸形。局部压痛、患肢轴向叩击痛，肢体短缩，大转子上移，表现为 Bryant 三角（平卧位时由髂前上棘向水平面画垂线，再由大转子与髂前上棘的垂线画水平线，构成 Bryant 三角）底边较健侧缩短，大转子超过 Nelaton 线（平卧位时由髂前上棘与坐骨结节之间画线，为 Nelaton 线）之上。

X 线拍片检查可明确骨折的部位、类型、移位情况。髋部的正位 X 片不能发现骨折的前后移位，需同时拍摄侧位片，才能准确判断移位情况。

【诊断要点】

根据外伤史，临床表现及 X 线片可以确诊。

【治疗原则】

（一）非手术疗法

无明显移位的骨折，外展型或嵌入型等稳定性骨折，年龄过大，全身情况差或合并有严重心、肺、肾、肝等功能障碍者，选择非手术方法治疗。可采用穿防旋鞋，下肢皮牵引，卧床 6~8 周。3 个月后，可逐渐扶双拐下地，患肢不负重行走。6 个月后，可逐渐弃拐行走。

（二）手术疗法

手术指征：①内收型骨折和有移位的不稳定骨折，应采用手术复位内固定术；② 65 岁以上老年人的股骨颈头下型骨折，应采用人工关节置换术治疗；③青少年的股骨颈骨折应尽量达到解剖复位，也应采用手术方法治疗；④由于早期误诊、漏诊或治疗方法不当，导致股骨颈陈旧骨折不愈合，影响功能的畸形愈合，股骨头缺血坏死或合并髋关节骨关节炎时，应采用手术方法治疗。

（三）术后处理

手术后经过 2~3 周卧床休息，即可在床上坐起，活动膝、踝关节。6周后扶双拐下地，患肢不负重行走。对于人工股骨头置换或全髋关节置换术者可在术后1~2天开始下床借助助行器下地活动。

八、股骨干骨折

【概述】

股骨干骨折是指股骨小转子与股骨髁之间的骨折，青壮年多见。多因遭受强大的暴力才能发生，骨折后的愈合和重塑的时间也较长。

【临床表现】

根据受伤后出现的骨折的特有表现，即可做出临床诊断。X线正、侧位片，可明确骨折的准确部位、类型和移位情况。股骨下1/3段骨折，由于远折端向后移位，有可能损伤腘动脉、腘静脉和胫神经、腓总神经，应同时仔细检查远端肢体的血液循环及感觉、运动功能。单一股骨干骨折因失血量较多，可能出现休克前期临床表现，若合并多处骨折或双侧股骨干骨折，发生休克的可能性很大，应对患者的全身情况作出正确的判断。

【诊断要点】

根据外伤史，临床表现及X线片可以确诊。

【治疗原则】

股骨干骨折的治疗有多种方法，具体采用哪一种方法治疗，取决于患者的年龄、骨折的类型和设备条件。

（一）牵引复位

对比较稳定的股骨干骨折，软组织条件差者，用持续骨牵引复位，配合小夹板固定。成人，可采用 Braun 架固定持续牵引或 Thomas 架平衡持续牵引，牵引重量为体重的1/7~1/10，持续牵引8~10周。3岁以下儿童则采用垂直悬吊皮肤牵引（Bryant 牵引）。

（二）外固定

因股部肌肉丰富，易发生针道感染，外固定架不是股骨干骨折的最佳选择。但对于股骨干 Gustilo III 型开放型损伤、严重粉碎性骨折、骨感染等可选用外固定架治疗。

（三）切开复位内固定

手术治疗的指征：① 非手术疗法失败；② 同一肢体或其他部位有多处骨折；③ 合并神经血管损伤；④ 老年人的骨折，不宜长期卧床者；⑤ 陈旧骨折不愈合或有功能障碍的畸形愈合；⑥ 无污染或污染很轻的开放性骨折。

九、胫腓骨干骨折

【概述】

胫腓骨干骨折是较常见的骨折。胫骨的中下 1/3 交界处最容易发生骨折，而此处骨折容易伤及滋养动脉，导致骨折延迟愈合或不愈合。腓骨上段骨折容易伤及腓总神经。胫腓骨骨干骨折可分为三种类型，即胫腓骨干双骨折、单纯胫腓骨干骨折、单纯腓骨骨折。临床上以胫腓骨干双骨折为最多见。胫骨的前、内侧位于皮下，肌肉均位于后外侧。骨折后，断端容易向前内侧刺破皮肤，造成开放性骨折。

【临床表现】

受伤后局部疼痛、肿胀畸形，可有异常活动。开放性骨折可导致骨折端外露。并发骨筋膜室综合征时，肌肉张力增大，明显压痛，活动足趾产生剧痛；可有足背动脉搏动消失，皮肤苍白。有腓总神经损伤时可出现足下垂等表现。

【诊断要点】

根据外伤史，临床表现及 X 线片可以确诊。

【治疗原则】

胫腓骨骨干骨折的治疗目的是矫正成角、旋转畸形，恢复胫骨上、下关节面的平行关系，恢复肢体长度。

1. 无移位的胫腓骨干骨折采用小夹板或石膏固定。有移位的横形或短斜形骨折采用手法复位，小夹板或石膏固定。

2. 不稳定的胫腓骨干双骨折在以下情况时，采用切开复位内固定。

（1）手法复位失败。

（2）严重粉碎性骨折或双段骨折。

（3）污染不重，受伤时间较短的开放性骨折。固定方法可选用钢板螺钉内固定或髓内钉内固定。外固定器特别适用于开放性骨折清创术后的固定，既方便换药，又可及时调整、纠正残余畸形。

第二节　大关节脱位

一、肩关节脱位

【概述】

肩关节脱位又称肱盂关节脱位，组成肩关节的骨关节面失去正常的对合关系称为肩关节脱位。参与肩关节运动的关节包括肱盂关节、肩锁关节、胸锁关节，但以肱盂关节的活动最为重要。肱盂关节由肱骨头与肩胛盂构成。肩胛盂浅，肱骨头大，肩关节活动范围又大，临床上易发生脱位。分类：根据肱骨头脱位的方向可分为前脱位、后脱位、上脱位及下脱位四型，以前脱位最多见。

【临床表现】

有上肢外展外旋或后伸着地受伤病史，肩部疼痛、肿胀、肩关节活动障碍，患者有以健手托住患侧前臂、头向患侧倾斜的特殊姿势，即应考虑有肩关节脱位的可能。检查可发现患肩呈"方肩"畸形，肩胛盂处有空虚感，上肢有弹性固定；Dugas 征阳性（即将患侧肘部紧贴胸壁时，手掌搭不到健侧肩部，或手掌搭在健侧肩部时，肘部无法贴近胸壁）；X线正位、侧位片及穿胸位片可明确肩关节脱位的类型、移位方向及有无撕脱骨折。必要时行 CT 扫描。

严重创伤时，肩关节前脱位可合并神经血管损伤，应注意检查患侧上肢的感觉及运动功能。

【诊断要点】

根据外伤史，临床表现及 X 线片可以确诊。

【治疗原则】

无论肩关节脱位的类型及肱骨头所处的位置有何不同，均应首先采用手法复位、外固定方式治疗。

1. 手法复位 常采用在局部浸润麻醉下行足蹬复位法（Hippocrates 法）：患者仰卧，术者站在患侧床边，腋窝处垫棉垫，以同侧足跟置于患者腋下靠胸壁处，双手握住患肢于外展位做徒手牵引，以足跟顶住腋部作为反牵引力。牵引须持续，用力须均匀，牵引一段时间后肩部肌逐渐松弛，此时内收、内旋上肢，肱骨头便会经前方关节囊的破口滑入肩胛盂内，可感到有弹跳或听到响声，提示复位成功，复查 Dugas 征，由阳性转为阴性。

2. 固定方法 单纯性肩关节脱位复位后可用三角巾悬吊上肢，肘关节屈曲90°，腋窝处垫棉垫固定3周，合并大结节骨折者应延长 1~2 周。

3. 功能锻炼 固定期间须活动腕部与手指，解除固定后，鼓励患者主动锻炼肩关节各个方向活动。功能锻炼应循序渐进。

二、肘关节脱位

【概述】

肘关节脱位因暴力与损伤机制不同，分为前脱位与后脱位，以前脱位常见。

【临床表现】

有上肢外伤史，肘部疼痛、肿胀、活动障碍；检查发现肘后突畸形；使前臂处于半屈位，并有弹性固定；肘后出现空虚感，可扪到凹陷；肘后三角关系发生改变。侧方脱位可合并神经损伤，应检查手部感觉、运动功能。

肘部正、侧位 X 线片可发现肘关节脱位的移位情况、有无合并骨折。

【诊断要点】

根据外伤史，临床表现及 X 线片可以确诊。

【治疗原则】

1. 手法复位固定　可以采用一人复位法，不用助手。也可用双手握住上臂下段，八个手指在前方，两个拇指压在尺骨鹰嘴突上，肘关节处于半屈曲位，拇指用力方向为前臂的纵轴，其他八指则将肱骨远端推向后方。复位成功的标志为肘关节恢复正常活动，肘后三点关系恢复正常。复位后，用长臂石膏托固定肘关节于屈曲90°，再用三角巾悬吊胸前 2～3 周。

2. 手术治疗　①手法复位失败常表示关节内有骨块或软组织嵌入，需手术治疗；②超过 3 周的陈旧性脱位或合并神经、血管损伤时应进行手术切开复位。

3. 功能锻炼　在固定期间即应开始早期功能锻炼，嘱患者做肱二头肌收缩动作，并活动手指与腕部。解除固定后应及早练习肘关节屈、伸和前臂旋转活动。不可请他人强力拉扳，以防止骨化性肌炎。

三、髋关节脱位

【概述】

髋关节是人体最大的关节，结构稳固，不但髋臼深，髋臼与股骨头之间具有真空吸引力，周围又有坚强的韧带和丰厚的肌群保护，因此只有强大的暴力才会引起髋关节脱位。按股骨头脱位后的方向可将髋关节脱位分为前脱位、后脱位、中心脱位三种类型，以后脱位常见。

【临床表现】

全部髋关节脱位中后脱位占 85% ~ 90%。大部分髋关节后脱位发生于交通事故，当患者处于屈膝及髋关节屈曲内收，股骨则有轻度的内旋，当膝部受到暴力时，股骨头即可从髋关节囊的后下部薄弱区脱出。髋关节后脱位临床表现及主要诊断依据如下。

1. 明显外伤史，通常暴力很大。例如车祸或从高处坠落。

2. 有明显的疼痛，髋关节不能主动活动。

3. 患肢缩短，髋关节呈屈曲、内收、内旋畸形。

4. 检查时可以在臀部摸到脱出的股骨头，且大转子明显上移。

5. 部分病例有坐骨神经损伤表现。

6. X 线检查可了解脱位情况以及有无骨折，必要时行 CT 检查，了解骨折移位情况。

【诊断要点】

根据外伤史，临床表现及 X 线片可以确诊。

【治疗原则】

1. 复位 在麻醉下行手法复位。宜尽早复位，应尽可能在 24 小时内复位完毕。常用的复位方法 Allis 法，即提拉法。患者仰卧于地上，一助手蹲下用双手按住髂骨以固定骨盆。术者面对患者站立，先使髋关节、膝关节各屈曲至 90°，然后以双手握住患者的腘窝作持续的牵引，也可以用前臂的上段套住腘窝作牵引，待肌肉松弛后，略做外旋，便可以使股骨头还纳至髋臼内。术者可以感到明显的弹跳感与响声，提示复位成功。复位后畸形消失，髋关节活动亦恢复。

2. 固定、功能锻炼　复位后用绷带将双踝暂时捆在一起，于髋关节伸直位下将患者搬运至床上，患肢做皮肤牵引或穿丁字鞋 2～3 周。卧床期间做股四头肌收缩动作。2～3 周后开始活动关节，4 周后扶双拐下地，患肢不负重活动，3 个月后可完全负重。

第三节　颈椎病

【概述】

颈椎病是指颈椎椎间盘退行性变，及其继发性椎间关节退行性变所致脊髓、神经、血管损害而表现的相应症状和体征。病因如下

（一）颈椎间盘退行性变

是颈椎病的发生和发展中最基本的原因。由于颈椎间盘退变，引起脊柱稳定性下降，进而引起椎体、关节突关节、钩椎关节、前后纵韧带、黄韧带及颈韧带等变性、增生、钙化，最后发生脊髓、神经、血管受到刺激或压迫的表现。

（二）颈椎先天性椎管狭窄

是指在胚胎或发育过程中椎弓根过短，使椎管矢状径小于正常（14～16mm）。即使退行性变比较轻，亦可以产生临床症状。

（三）损伤

急性损伤可使原已退变的颈椎和椎间盘损害加重而诱发颈椎病；慢性损伤可加速其退变过程。

【临床表现】

由于颈椎病的临床表现多样化，故其分型方法也不尽相同，这里选用以下四种基本分型方法介绍。

（一）神经根型

临床较多见，此型占颈椎病的 50% ~ 60%。主要是由于椎间盘向后外侧突出，钩椎关节或椎间关节增生、肥大，刺激或压迫神经根所致。先有颈肩痛，短期内加重，并向上肢放射，上肢有沉重感，皮肤可有麻木、过敏等感觉异常。体检可见患侧颈部肌痉挛，颈肩部压痛，上肢牵拉试验阳性：检查者一手扶患侧颈部，一手握患腕，向相反方向牵拉，刺激已受压之神经根而出现放射痛。压头试验阳性：患者端坐头后仰并偏向患侧，检查者用手掌在其头顶加压，出现颈痛并向患手放射。X 线正侧位片显示颈椎生理前凸减小或消失，椎间隙变窄，骨质增生，钩椎关节增生；左右斜位片可见椎间孔变形、缩小；过伸过屈位可见颈椎不稳等征象。CT 或 MRI 可见椎间盘突出、椎管及神经根管狭窄及脊神经受压情况。

（二）脊髓型

此型占颈椎病的 10% ~ 15%，脊髓受压的主要原因是中央后突的髓核、椎体后缘骨赘、增生肥厚的黄韧带及钙化的后纵韧带等。脊髓受压早期，由于压迫物多来自脊髓前方，故临床上以侧束、锥体束损害表现突出，四肢乏力，行走、持物不稳，下肢有踩棉花感，躯干有束带感。随病情加重发生自下而上的上运动神经元性瘫痪。X 线片表现与神经根型相似，脊髓造影、CT、MRI 可显示脊髓受压情况。脑脊液动力学试验显示椎管有梗阻征象，脑脊液蛋白定量稍高于正常值。

（三）交感神经型

发病机制尚不清楚，临床表现较复杂。可有交感神经兴奋症状，如头痛或偏头痛、头晕、恶心、呕吐、视物模糊、心跳加速、心律不齐、血压升高以及耳鸣、听力下降、发音障碍等。亦可出现交感神经抑制症状，如头昏、眼花、流泪、鼻塞、心动过缓、血压下降以及胃肠胀气等。X线、CT、MRI等检查与神经根型颈椎病相似。

（四）椎动脉型

颈椎横突孔增生狭窄、上关节突增生肥大、颈椎失稳等都可直接刺激、牵拉或压迫椎动脉。临床表现有眩晕、头痛、视觉障碍、猝倒等，当头部活动时，可诱发或加重。

颈椎病的诊断主要根据病史、体检（特别是神经系统检查）以及X线片（正位、侧位、斜位、过伸、过屈位）一般能作出诊断，必要时可辅以脊髓造影、椎动脉造影、CT和MRI等影像检查。仅有X线改变而无临床表现者，不能诊断为颈椎病，只可视为颈椎退行性改变。

【诊断要点】

根据病史，临床表现及X线片、CT和MRI等影像检查、造影等。

【治疗原则】

（一）非手术治疗

多数患者治疗效果良好。

1. 颌枕带牵引 取坐位或卧位均可进行牵引头前屈15°左右，牵引重量2~6kg，牵引时间每次1小时，每天数次，也可持续牵引，每天6~8小时，2周为一疗程。

2. 颈托或围领制动 用以限制颈椎过度活动，而患者行动不受影响。充气型颈托，除固定外还有一定撑开牵张作用。

3. 推拿按摩 减轻肌痉挛，改善局部血液循环。应注意手法轻揉。脊髓型颈椎病患者不能采用。

4. 理疗 可改善颈肩部血液循环，有加速炎性水肿消退和松弛肌肉的作用。

5. 药物治疗 目前尚无颈椎病的特效药物，所用药物皆系对症治疗。

（二）手术治疗

诊断明确的颈椎病经非手术治疗无效或反复发作者，或脊髓型颈椎病症状进行性加重者适于手术治疗。手术可分为前路手术、前外侧手术及后路手术三种。

1. 前路及前外侧手术 适合于切除突出之椎间盘、椎体后方骨赘及钩椎关节骨赘，以解除对脊髓、神经根和椎动脉的压迫。同时可进行椎体间植骨融合术，以稳定脊柱。

2. 后路手术 主要是通过椎板切除或椎板成形术达到对脊髓的减压。在椎板切除不多即能达到减压目的时，也可辅以后方脊柱融合术。

第四节 腰椎间盘突出症

【概述】

腰椎间盘突出症是因椎间盘变性，纤维环破裂，髓核突出刺激或压迫神经根、马尾神经所表现的一种综合征，是腰腿痛最常见原因之一。以 20~50 岁为多发年龄，男性多于女性。病因如下。

（一）椎间盘退行性变

椎间盘退行性变是基本因素，MRI 证实，20 岁青少年已可发生椎间盘退行性改变，随年龄增长，髓核水分减少，弹性降低，椎间盘结构松弛，软骨板囊性变。

（二）损伤

积累伤力是椎间盘变性的主要原因，也是椎间盘突出的诱因。

（三）遗传因素

有色人种的腰椎间盘突出症本就发病率较低。小于 20 岁的青少年患者中约 32% 有阳性家族史。

（四）妊娠

妊娠期盆腔、下腰部组织充血明显，各种结构相对松弛，而腰骶部又承受较平时更大的重力，这样就增加了椎间盘损伤的机会。

病理及分类：腰椎间盘突出症的分类方法较多，根据椎间盘向后突出的位置不同，一般可分为两型。①侧突型：突出的椎间盘位于中线外，神经根前方，往往压迫相应的一条神经根。如 $L_{4 \sim 5}$ 椎间盘突出压迫 L_5 神经根，$L_5 \sim S_1$ 椎间盘突出压迫骶$_1$神经根。②中央型：突出的椎间盘位于中线，可压迫马尾神经，累及两侧神经根。

根据病理变化和 CT、MRI 所见可分为四型：①膨隆型，纤维环部分破裂，表层完整，髓核因压力局限性地向椎管隆起，表面光滑；②突出型，纤维环完全破裂，髓核突向椎管，仅有后纵韧带或一层纤维膜覆盖，表面高低不平或呈菜花状；③脱垂游离型，破裂突出的椎间盘组织或碎块脱入椎管内或完全游离；④schmorl 结节，指髓核经上、下软骨板裂隙突入椎体松质骨内，一般不产生症状。

【临床表现】

（一）症状

1. 腰痛　是最先出现的症状。由于纤维环外层及后纵韧带受到突出髓核刺激，经窦椎神经而产生的下腰部感应痛。

2. 坐骨神经痛　绝大部分患者是 $L_{4 \sim 5}$、$L_5 \sim S_1$ 椎间盘突出，压迫下位神经根，极外侧突出者压迫同位神经根，引起坐骨神经痛，即从下腰部向臀部、大腿后方、小腿外侧，直至足部的放射痛，并可伴麻木感。可因咳嗽、大便或打喷嚏时腹压增高而使疼痛加剧。高位椎间盘突出可引起股神经痛。

3. 马尾神经受压　中央型突出的髓核或脱垂、游离的椎间盘组织可压迫马尾神经，出现大、小便障碍，鞍区感觉异常。

（二）体征

1. 腰椎侧凸　是一种为减轻疼痛的姿势性代偿畸形。如髓核突出在神经根外侧，上身向健侧弯曲，腰椎凸向患侧，可松弛受压的神经根；如髓核突出在神经根内则时，上身向患侧弯曲，腰椎凸向健侧可缓解疼痛。

2. 腰部活动受限　以前屈受限最明显，是由于前屈位时进一步促使髓核向后移位并增加对受压神经根的牵张。

3. 压痛及骶棘肌痉挛　在相应的病变间隙棘突旁侧1cm处有深压痛，并可向下肢放射，约1/3患者腰部固定于强迫体位。

4. 直腿抬高试验及加强试验阳性　患者仰卧、伸膝、被动抬高患肢，抬高在60°以内，即出现放射痛，称为直腿抬高试验阳性。缓慢放下患肢，待放射痛消失，再被动背伸踝关节，如又出现放射痛为加强试验阳性。

5. 感觉、肌力、腱反射改变　L_5 神经根受损时，小腿前外侧及足背内侧痛觉、触觉减退，拇趾背伸力减弱；S_1 神经根受损时，外踝附近及足外侧痛觉、触觉减退，踝反射减弱或消失。

（三）影像学检查

X 线片可发现有无结核、肿瘤等骨病，有重要鉴别诊断意义。脊髓造影可间接显示有无椎间盘突出及其突出程度。CT 和 MRI 对本病有较大诊断价值。

【诊断要点】

根据病史，临床表现及 X 线片、CT 和 MRI 等影像检查、造影等可以确诊。

【治疗原则】

（一）非手术疗法

多数初次发作、症状较轻的患者可采用此法缓解症状或治愈此病。

1. 绝对卧硬板床休息 可减轻机械性负荷，解除大部分疼痛。卧床包括大、小便均不应下床或坐起，一般卧床 3 周后带腰围下床活动，3 个月内不作弯腰持物动作。

2. 持续牵引 采用骨盆水平牵引，牵引重量为 7～15kg，抬高床足作对抗牵引。持续约 2 周。目前有多种电脑控制的牵引床问世，可适应不同情况的患者。

3. 理疗推拿 可使痉挛的肌肉松弛，进一步减轻椎间盘压力。若患者选择适当，手法正确，则效果较好。

4. 皮质激素硬膜外封闭 国内常用醋酸泼尼松龙 1.7ml，加 2% 利多卡因 4ml 行硬膜外注射，每 7～10 天一次，3 次为一疗程。

（二）手术治疗

1. 经皮髓核切吸术 是通过椎间盘镜或特殊器械在 X 线监视下直接进入椎间隙，将部分髓核绞碎吸出，从而减轻了椎间盘内压力达到缓解症状的目的。主要适合于椎间盘膨出或轻度突出型的患者，且不合并侧隐窝狭窄者。对明显突出或髓核已脱入椎管者，用本法仍不能回纳。与本法原理和适应证类似的尚有髓核激光气化术、射频技术。

2. 髓核摘除术 对已确诊的腰椎间盘突出症患者，经严格非手术治疗无效或有马尾神经受压者，可考虑行髓核摘除术。手术治疗有可能发生椎间盘感染、血管或神经根损伤，以及术后粘连等并发症。近年来采用微创外科技术使手术损伤减少，取得良好效果。

第十章　风湿免疫性疾病

系统性红斑狼疮

【概述】

系统性红斑狼疮（SLE）是一种多因素的、原因不明的、具有多系统、多器官损害的自身免疫病，普遍认为与环境（如药物、毒物、饮食、感染、紫外线）、性激素、遗传有关。可累及皮肤、关节、浆膜、心脏、肾脏、神经系统、血液系统等多个器官系统，血清具有以抗核抗体为代表的多种自身抗体。既可急性起病，也可慢性起病。病程以病情缓解和急性发作交替出现为特点，有内脏（肾、中枢神经）损害者预后较差。通过早期诊断及综合性治疗，本病的预后较前明显改善。

【临床表现】

（一）症状及体征

好发于女性，多见于育龄期妇女，女性、男性之比约为9∶1，临床症状多样，早期症状不典型。

许多患者以原因不明的发热为首发症状，可为高热，也可为低热。既可以为首发症状，也可出现于关节痛、脱发、水肿、蛋白尿之后，也可与上述症状同时出现，常被误诊为感冒或其他感染性疾病，应用抗生素治疗效果不佳。

SLE 的典型皮肤表现为颊部蝴蝶斑，但并非每例患者都有。还可出现盘状红斑、斑丘疹、甲床裂片出血、手掌网状青斑、双手及面部冻疮样皮损、雷诺现象（即双手和

（或）足遇冷变白继而变紫的现象）、毛细血管扩张、皮肤色素沉着、皮下结节，病情活动期还可有明显脱发，毛发发黄、干枯、易断，称为"狼疮发"。单纯皮肤表现者易被误诊为各种皮肤病。

95%以上 SLE 患者诉有关节痛，但发生关节畸形者较少见。关节痛多为多关节性、对称性或阵发性，早期以关节痛为首发症状，有的甚至多年仅有关节痛表现者易被误诊为类风湿性关节炎。

半数以上患者在急性发作期出现多发性浆膜炎，包括双侧中小量胸腔积液，中小量心包积液。

SLE 患者 90%以上肾脏受到侵犯，表现为蛋白尿、血尿、管型尿，面部、上眼睑及双下肢水肿。以蛋白尿为主要表现者易被误诊为急慢性肾炎、肾病综合征。

SLE 心脏受累可表现为心包积液、心动过速、心力衰竭或心脏扩大，患者常自觉心悸、气短。可通过拍胸部 X线、心脏彩超、心电图等检查了解。

血液系统损害表现为白细胞数、血小板数低，轻度贫血，常被误诊为骨髓纤维化、再生障碍性贫血、特发性血小板减少性紫癜等血液系统疾病，按血液系统疾病诊治往往效果不佳，甚至忽略其他系统损害，导致漏诊。

SLE 肺部既可表现为急性狼疮性肺炎，咳嗽、咳痰、胸闷气短不能平卧，也可表现为间质性肺炎，表现为慢性咳嗽、活动后气短，症状持续时间长可出现肺动脉高压、肺纤维化。患者往往被误诊为肺部感染，抗生素治疗无效，延误治疗。最常见胸膜炎，胸腔积液较常见，其许多患者以胸腔积液为首发症状，以被误诊为"结核性胸膜炎"，长期接受不必要的抗结核治疗。

SLE 还可引起中枢神经及周围神经系统的多种表现，

中枢神经系统受损者称为"狼疮性脑病",表现为偏头痛、抽搐、脑梗死（引起语言及肢体功能障碍），还可引起精神障碍，如精神病、抑郁症、躁狂、强迫、焦虑；周围神经系统受累表现为一侧或双侧肢体麻木、感觉异常，也可表现为单个手指或足趾的麻木、疼痛等感觉异常。

约30%患者可出现食欲减退、腹痛、呕吐、腹泻或腹水等症状，其中部分患者以上述症状为首发。约40%患者血清转氨酶升高，肝不一定肿大，一般不出现黄疸。少数可并发急腹症，如胰腺炎、肠坏死、肠梗阻，这些往往与SLE活动性相关。消化系统症状与肠壁和肠系膜的血管炎有关。有消化道症状者需首先除外继发的各种常见感染、药物不良反应等病因。

抗磷脂抗体综合征（APS）可以出现在SLE的活动期，其临床表现为动脉和（或）静脉血栓形成，习惯性自发性流产，血小板减少，患者血清不止一次出现抗磷脂抗体。SLE患者血清可以出现抗磷脂抗体，但不一定是APS，APS出现在SLE为继发性APS。

有约30%的SLE有继发性干燥综合征并存，有唾液腺和泪腺功能不全。

约15%患者有眼底变化，如出血、视乳头水肿、视网膜渗出物等。其原因是视网膜血管炎。另外血管炎可累及视神经，两者均影响视力，重者可数日内致盲。早期治疗，多数可逆转。

（二）实验室和其他辅助检查

1. 一般检查 血、尿常规的异常代表血液系统和肾受损。血沉增快表示疾病控制尚不满意。

2. 自身抗体 患者血清中可以查到多种自身抗体，它们的临床意义是SLE诊断的标记、疾病活动性的指标及可能出现的临床亚型。常见而且有用的自身抗体依次为抗核抗体谱、抗磷脂抗体和抗组织细胞抗体。

（1）抗核抗体谱 出现在 SLE 的有抗核抗体（ANA）阳性率90%，滴度大于 1:80 有诊断意义，但滴度不一定与疾病活动性相关、抗双链 DNA（dsDNA）抗体、抗 ENA 抗体（如抗 Sm 抗体、抗 RNP 抗体、抗 SSA（Ro）抗体、抗 SSB（La）抗体、抗 rRNP 抗体）抗 dsDNA 和抗 Sm 抗体是 SLE 的标记抗体，且与肾脏受累相关，抗 dsDNA 抗体滴度与疾病活动性相关。

（2）抗磷脂抗体 包括抗心磷脂抗体、狼疮抗凝物、B2GPI 梅毒血清试验假阳性等对自身不同磷脂成分的自身抗体。结合其特异的临床表现可诊断是否合并有继发性 APS。

（3）抗组织细胞抗体 抗红细胞膜抗体，现以 Coombs 试验测得。抗血小板相关抗体可导致血小板减少，抗神经元抗体多见于 NP－SLE。

（4）其他 有少数的患者血清出现 RF 和抗中性粒细胞胞浆抗体。

3. 补体 目前常用的有总补体（CH50）、C3 和 C4 的检测。补体低下，尤其是 C3 低下常提示有 SLE 活动。以低下除表示 SLE 活动性外，尚可能是 SLE 易感性（C4 缺乏）的表现。

4. 狼疮带试验 用免疫荧光法检测皮肤的真皮和表皮交界处是否有免疫球蛋白（Ig）沉积带。SLE 的阳性率约为 50%，狼疮带试验阳性代表 SLE 活动性。必须采取腕上方的正常皮肤做检查，可提高本试验的特异性。

5. 肾活检病理 对狼疮肾炎的诊断、治疗和预后估计均有价值，尤其对指导狼疮肾炎的治疗有重要意义。如肾组织慢性病变为主，而活动性病变少者，则对免疫抑制治疗反应差；反之，治疗反应较好。

6. X 线及影像学检查 有助于早期发现器官损害。如头颅 MRI、CT 对患者脑部的梗死性或出血性病灶的发现和治疗提供帮助；高分辨 CT 有助于早期肺间质性病变的发现。超声心动图对心包积液、心肌、心瓣膜病变、肺动脉高压等有较高敏感性而有利于早期诊断。

【诊断要点】

（一）诊断标准

目前普遍采用美国风湿病学会 1997 年推荐的 SLE 分类标准（表 10 - 1）。该分类标准的 11 项中，符合 4 项或 4 项以上者，在除外感染、肿瘤和其他结缔组织病后，可诊断SLE。11 条分类标准中，免疫学异常和高滴度抗核抗体更具有诊断意义。一旦患者免疫学异常，即使临床诊断不够条件，也应密切随访，以便尽早做出诊断和及时治疗。

表 10 - 1 美国风湿病学会 1997 年推荐的系统性红斑狼疮诊断标准

1. 颊部红斑	扁平或高起，在两颧突出部位固定红斑
2. 盘状红斑	片状高超皮肤的红斑，黏附有角质脱屑和毛囊栓；陈旧性病变可发生萎缩性瘢痕
3. 光过敏	对日光有明显的反应，引起皮疹，从病史中得知或医生观察到
4. 口腔溃疡	经医生观察到的口腔或鼻咽部溃疡，一般为无痛性
5. 关节炎	非侵蚀性关节炎，累及了 2 个或更多的外周关节，关节有压痛，肿胀或积液
6. 浆膜炎	胸膜炎或心包炎
7. 肾脏病变	尿蛋白 > 0.5g/24h 或 + + + ，或管型（红细胞、血红蛋白、颗粒管型或混合管型）
8. 神经病变	癫痫发作或精神病，除外药物或已知的代谢紊乱

续表

9. 血液学疾病	溶血性贫血或白细胞减少，或淋巴细胞减少，或血小板减少
10. 免疫学异常	抗 dsDNA 抗体阳性，或抗 Sm 抗体阳性。或抗磷脂抗体阳性（包括抗心磷脂抗体，或狼疮抗凝物，或至少持续 6 个月的梅毒血清试验假阳性三者中具备一项阳性）
11. 抗核抗体异常	在任何时间和未用药物诱发"药物性狼疮"的情况下，抗核抗体异常

（二）病情的判断

诊断明确后则要判定患者的病情以便采取相应的治疗。可以根据以下三方面来判定。

1. 疾病的活动性或急性发作　有多种标准做这方面的评估。现用的标准自 SLEDAI、SLAM、SIS、BILAG 等。较为简明实用的为 SLEDAI，内容如下：抽搐（8 分）、精神异常（8 分）、脑器质性症状（8 分）、感觉异常（8 分）、脑神经受累（8 分）、狼疮性头痛（8 分）、脑血管意外（8 分）、血管炎（8 分）、关节炎（4 分）、肌炎（4 分）、管型尿（4 分）、血尿（4 分）、蛋白尿（4 分）、脓尿（4 分）、新出现皮疹（2 分）、脱发（2 分）、发热（1 分）、血小板减少（1 分）、白细胞减少（1 分）。根据患者前 10 天内是否出现上述症状而定分，凡总分在 10 分或 10 分以上者考虑疾病处于活动期。

2. 病情的严重性　依据于受累器官的部位和程度。例如出现脑受累表明病变严重；出现肾病变者，其严重性又高于仅有发热、皮疹者，有肾功能不全者较仅有蛋白尿的狼疮肾炎为严重。狼疮危象是指急性的危及生命的重症 SLE，包括急进性狼疮性肾炎、严重的中枢神经系统损害、严重的溶血性贫血、血小板减少性紫癜、粒细胞缺乏症、严重心脏损害、严重狼疮性肺炎、严重狼疮性肝炎和严重的血管炎。

3. 并发症 有肺部或其他部位感染、高血压、糖尿病等基础疾病则往往使病情加重。

【治疗】

SLE 目前虽不能根治，但合理治疗后可以缓解，尤其是早期患者。治疗原则是活动且病情重者，给予强有力的药物控制，病情缓解后，则接受维持性治疗。

（一）糖皮质激素是治疗 SLE 的主要药物

一般选用泼尼松或甲泼尼龙，只有鞘内注射时用地塞米松。

对病情较轻者，可先试用泼尼松每天 $0.5 \sim 1mg/kg$，晨起顿服，病情稳定后 2 周或疗程 8 周内，开始以每 $1 \sim 2$ 周减 10% 的速度缓慢减量，减至小于每天 $0.5mg/kg$ 后，减药速度按病情适当调慢；如果病情允许，维持治疗的激素剂量尽量小于泼尼松每天 10mg。长期使用激素会出现以下不良反应，如向心性肥胖、血糖升高、高血压、诱发感染、股骨头无菌性坏死和骨质疏松等，应予以密切监测。

激素冲击疗法：用于急性暴发性危重 SLE，如急进性肾衰竭、NP - SLE 的癫痫发作或明显精神症状、严重溶血性贫血等，即用甲泼尼龙 $500 \sim 1000mg$，溶于 5% 葡萄糖 250ml 中，缓慢静脉滴注每天 1 次，连用 3 天为 1 疗程，接着使用如上所述的大剂量泼尼松，如病情需要，1 周后可重复使用，这样能较快控制 SLE 暴发。

（二）免疫抑制剂

活动程度较严重的 SLE，单用糖皮质激素疗效较差或有禁忌证者，应同时给予大剂量激素和免疫抑制剂，后者常用的是环磷酰胺（CTX）或硫唑嘌呤。加用免疫抑制剂有利于更好地控制 SLE 活动，减少 SLE 暴发，以及减少激素的需要量。狼疮肾炎用激素联合 CTX 治疗，会显著减少肾衰竭的发生。

1. 环磷酰胺 CTX 冲击疗法，每次剂量 $0.5\sim1.0g/m^2$ 体表面积，加入 0.9% 氯化钠溶液 250ml 内，静脉缓慢滴注，时间要超过 1 小时。除病情危重每 2 周冲击一次外，通常每 4 周冲击一次，冲击 8 次后，如病情明显好转（如尿蛋白转阴），则改为每 3 月冲击一次，至活动静止后至少 1 年，可停止冲击。冲击疗法比口服疗效好。CTX 口服剂量为每天 $1\sim2mg/kg$，分 2 次服。CTX 有胃肠道反应、脱发、肝损害等不良反应，尤其是血白细胞减少，应定期做检查，当血白细胞 $<3\times10^9/L$ 时，暂停使用。

2. 硫唑嘌呤 适用于中等度严重病例，脏器功能恶化缓慢者。硫唑嘌呤不良反应主要是骨髓抑制、肝损害、胃肠道反应等，剂量每天 $1\sim2mg/kg$。

3. 环孢素 每天 $5mg/kg$，分 2 次口服，服用 3 个月。以后每月减少 $1mg/kg$，至 $3mg/kg$ 作维持治疗。其主要不良反应为肾、肝损害，使用期间应予以监测肝、肾功能。在需用 CTX 的病例，由于血白细胞减少而暂不能使用者，亦可用本药暂时替代。

4. 吗替麦考酚酯（mycophenolate mofetil，MMF） 其活性代谢为霉酚酸酯。剂量为每天 $1\sim2g/kg$，分 2 次口服。它对白细胞、肝肾功能影响小。

5. 抗疟药 羟氯喹每次 $0.1\sim0.2g$，每天 2 次。氯喹每次 $0.25g$，每天一次，对皮疹、关节痛及轻型患者有效。它对血常规、肝肾功影响很小，久服后可能对视力有一定影响，氯喹可造成心肌损害。

6. 雷公藤总苷 每次 20mg，每天 3 次。对本病有一定疗效。不良反应主要为对性腺的毒性，可发生停经、精子减少，尚有肝损害、胃肠道反应、白细胞减少等。

（三）静脉注射大剂量免疫球蛋白（IVIG）

适用于某些病情严重和（或）并发全身性严重感染者，对重症血小板减少性紫癜有效，一般每天 0.4g/kg，静脉滴注，连续 3~5 天为一个疗程。

（四）控制并发症及对症治疗

根据病情选择治疗方案。

1. 轻型 以皮损和（或）关节痛为主，则可选用羟氯喹（或氯喹），辅以非甾体类抗炎药。治疗无效应早服激素，每日量为泼尼松 0.5mg/kg。

2. 一般型 有发热、皮损、关节痛及浆膜炎，并有轻度蛋白尿，宜用泼尼松，每日量为 0.5~1mg/kg。

3. 狼疮肾炎 见狼疮肾炎。

4. NP – SLE 甲泼尼龙冲击疗法和泼尼松每天 1mg/kg，同时 CTX 冲击治疗，也可选用鞘内注射地塞米松 10mg 及甲氨蝶呤 10mg，每周一次。有抽搐者同时给抗癫痫药、降颅压等支持对症治疗。

5. 溶血性贫血和（或）血小板减少 予甲泼尼龙冲击和泼尼松每天 1mg/kg，根据病情加用 IVIG。

6. 抗磷脂抗体综合征 予抗血小板药及华法林。

7. 缓解期 病情控制后，尚需接受长期维持治疗。应使用不良反应最少的药物和用量最小有效剂量，以达到抑制疾病复发的目的，例如可每天晨服泼尼松 5~10mg。

（五）一般治疗

非药物性一般治疗殊为重要，必须：①进行心理治疗使患者对疾病树立乐观情绪；②急性活动期要卧床休息，病情稳定的慢性患者可适当工作，但注意勿过劳；③及早发现和治疗感染；④避免使用可能诱发狼疮的药物，如避孕药等；⑤避免强阳光暴晒和紫外线照射；⑥缓解期才可作防疫注射，但尽可能不用活疫苗；⑦育龄期女性应避免妊娠。

（六）血浆置换

通过清除血浆中循环免疫复合物、游离的抗体、免疫球蛋白及补体成分，使血浆中抗体滴度减低，并改善网状内皮系统的吞噬功能，对于危重患者或经多种治疗无效的患者有迅速缓解病情的功效。

（七）人造血干细胞移植

人造血干细胞移植是通过异体或自体的造血干细胞植入受体内而获得造血和免疫功能重建的医疗手段。其可能的作用机制如下：①患者在免疫清除治疗后的免疫功能重建过程中，可以对自身抗原重新产生耐受；②在免疫治疗过程中，对自身抗原反应的细胞克隆凋亡，达到新的免疫平衡，异常免疫反应减弱，自身抗体减少，有利于组织免疫损伤的修复。多项研究已经证实，人造血干细胞移植可以使传统免疫抑制剂治疗无效的患者病情得以缓解，但移植后复发是自体干细胞移植的突出问题，其远期疗效尚待长期随访后确定。

（八）生物制剂

可以将目前治疗 SLE 的生物制剂分为以下几类：①改变细胞因子活化和调节；②抑制 T 细胞活化并诱导 T 细胞耐受、阻断 T – B 细胞相互作用；③作用于 B 细胞以减少 B 细胞产生 dsDNA 抗体；④抑制补体活化。目前用于临床和临床试验治疗 SLE 的药物主要有抗 CD20 单抗（利妥昔单抗，rituximab）和 CTLA – 4。

生物制剂的应用为 SLE 治疗尤其是难治性复发患者开

辟了一条新途径。然而，目前报道或研究多为小样本量，其在 SLE 治疗中的定位还需大规模、长期随访研究。

（九）妊娠生育

没有中枢神经系统、肾脏或其他脏器严重损害，病情处于缓解期达半年以上者，一般能安全地妊娠，并分娩出正常婴儿。非缓解期的 SLE 患者容易出现流产、早产和死胎，发生率约 30%，故应避孕。妊娠前 3 个月至妊娠期应用环磷酰胺、甲氨蝶呤、硫唑嘌呤者均可能影响胎儿的生长发育，故必须停用以上药物至少 3 个月方能妊娠。妊娠可诱发 SLE 活动，特别在妊娠早期和产后 6 周。有习惯性流产病史或抗磷脂抗体阳性者，妊娠时应服低剂量阿司匹林（50mg/d）。激素通过胎盘时被灭活（但是地塞米松和倍他米松是例外）不会对胎儿有害，妊娠时及产后一个月可按病情需要给予激素治疗。产后避免哺乳。

第十一章　儿科疾病

第一节　支气管肺炎

【概述】

支气管肺炎是小儿常见病，多见于2岁以下婴幼儿，是5岁以下小儿死亡的主要原因。病原体主要为细菌和病毒，发展中国家以细菌为主，以肺炎链球菌多见，发达国家以病毒为主，有呼吸道合胞病毒、腺病毒、流感病毒、副流感病毒及鼻病毒等，近年来肺炎支原体、衣原体及流感嗜血杆菌所致肺炎有增多趋势，营养不良、维生素D缺乏性佝偻病、先天性心脏病、低出生体重儿或免疫缺陷者易发生肺炎。

【临床表现】

轻症肺炎仅为呼吸系统症状和相应肺部体征，重症肺炎除呼吸系统症状加重外，还可累及循环、神经、消化等系统，出现相应表现。

1. 症状　①发热，热型不一，新生儿、重度营养不良儿体温可低于正常或体温不升。②常有咳嗽，较频繁，初为干咳，以后有痰；早产儿，新生儿可表现为口吐白沫、气促，还可有拒食或呕吐，也可出现嗜睡或烦躁等症状。

2. 体征　查体可见呼吸急促（2月龄内呼吸≥60次/分，2~12月龄内呼吸≥50次/分，1~5岁呼吸≥40次/分）、鼻翼扇动、三凹征及发绀，肺部啰音早期不明显，以后可闻及固定的中细湿啰音或捻发音，部分病例可听到管状呼吸音。

3. 合并症 重症病例可出现心力衰竭、呼吸衰竭、中毒性脑病、中毒性肠麻痹。

4. 血常规 病毒感染时白细胞总数正常或偏低，以淋巴细胞为主。细菌感染时白细胞总数增高，中性粒细胞增高，有核左移、中毒颗粒。

5. 病原学检查 病毒抗原或抗体检测，下呼吸道分泌物（吸痰、咳痰或纤支镜灌洗液）的培养或病毒及细菌的特异性核酸检测。

6. 胸部 X 线检查 双肺中下野有大小不等的斑片状或片絮状阴影，或融合成片状阴影，常并发肺气肿和肺不张。

【诊断要点】

1. 诊断 根据病史，临床表现（发热、咳嗽、呼吸急促及肺部有较固定的中细湿啰音），结合胸部 X 线检查，诊断一般不难。做出支气管肺炎的临床诊断后，应进行病情诊断，判断是轻症或重症肺炎，尽可能进行病原诊断。

2. 鉴别诊断 常见的各种肺炎的鉴别诊断见表 11 - 1。

表 11 - 1　常见的各种肺炎的鉴别诊断

	大叶肺炎	支气管肺炎	金黄色葡萄球菌肺炎	毛细支气管炎	腺病毒肺炎	病毒性肺炎	支原体肺炎
好发年龄	较大儿童	婴幼儿	新生儿、婴幼儿	小婴儿	6 个月～2 岁	婴儿	学龄儿童多见
热型	突然起病，稽留高热	不定	弛张高热	低热或无热，偶高热	稽留或弛张高热	中度热	不规则高热
发热天数	2 周左右	1～2 周	1～3 周	1～5 天	1～3 周	1～8 天	1 周以上

续表

	大叶肺炎	支气管肺炎	金黄色葡萄球菌肺炎	毛细支气管炎	腺病毒肺炎	病毒性肺炎	支原体肺炎
一般病情	较重,可见休克型	较轻	中毒较重,可见皮疹	喘重	中毒较重,早期嗜睡	较轻	刺激性咳嗽
肺部体征	实变体征明显	弥漫	弥漫	气肿,喘鸣多	3~5天后出现	弥漫	较少或局限
X线	全叶或节段	多为斑片状	常见肺脓肿、肺大疱、脓气胸	多肺气肿或点片影	大片较大,重者有积液	小片较多,可见气肿	单侧斑片影
白细胞数	明显增高	多数增高	增加或减低	多数减少或正常	多数正常或减少	多数正常或减少	多数正常或偏高
青霉素治疗	有效	可能有效	大剂量可能有效	无效	无效	无效	无效

【治疗原则】

加强护理,保证休息、营养及液体入量;控制炎症,改善通气功能,对症治疗,防止和治疗并发症。

1. 氧疗 一般使用30%~40%浓度的氧即可纠正绝大多数患儿的低氧血症。要求使患儿氧分压维持在70~90mmHg。

2. 保持呼吸道通畅 雾化吸入稀释痰液,定时翻身拍背。

3. 抗感染治疗

(1)抗病毒治疗 重组人α-干扰素。肌肉注射,或雾化吸入1~2μg/(kg·d),一天一次,5~7天为一疗程。

(2)抗生素 最好根据药敏试验选择敏感抗生素,无培养结果前,据经验选择敏感药物,一般用药至体温正常后 5～7 天，临床症状和体征消失后 3 天。支原体肺炎至少使用抗菌药物 2～3 周，葡萄球菌肺炎在体温正常后 2～3 周可停药，总疗程≥6 周。

4. 糖皮质激素 中毒症状明显、严重喘憋或呼吸衰竭、感染中毒性休克、脑水肿、胸膜渗出者可酌情使用。

5. 合并症治疗

第二节 腹泻病

【概述】

腹泻病或称小儿腹泻，是由多病原、多因素引起的以大便次数增多和大便性状改变为特点的临床综合征，重者可引起水和电解质紊乱，是婴幼儿最常见疾病之一，6 个月～2 岁小儿多见，1 岁内约占半数，是造成小儿营养不良、生长发育障碍的主要原因之一。

【临床表现】

（一）临床表现

1. 大便次数增多。

2. 大便性状改变，呈稀便、水样便、黏液便或脓血便。

3. 可伴发热、呕吐、腹痛等，严重者可出现精神萎靡、代谢性酸中毒及水电解质紊乱。

4. 脱水。

（1）按脱水的程度可分为轻度、中度、重度。见表 11 - 2。

表 11 - 2　脱水程度

	轻度	中度	重度
失水量	<50ml/kg	50～100ml/kg	100～120ml/kg
神志精神	精神稍差，略烦躁	萎靡，烦躁	极萎靡，淡漠，昏睡昏迷

续表

	轻度	中度	重度
皮肤	略干，弹性稍差	干燥苍白，弹性较差	发灰、发花，干燥、弹性极差
黏膜	唇黏膜略干	唇干燥	唇极干
前囟眼窝	稍凹	明显凹陷	深度凹陷
眼泪	有泪	泪少	无泪
尿量	稍少	明显减少	极少或无
末梢循环	正常	四肢稍凉	四肢厥冷、脉弱、休克

（2）按脱水的性质可分为等渗性脱水、低渗性脱水、高渗性脱水。见表 11 - 3。

表 11 - 3   脱水性质

脱水性质	血清钠（mmol/L）	发生率%	主要症状
等渗性	130 ~ 150	40 ~ 80	重者有循环障碍
低渗性	< 130	20 ~ 50	口渴不明显，循环障碍更明显
高渗性	> 150	较少	烦渴，高热，神经系统症状突出

5. 代谢性酸中毒　轻度代酸症状不明显，仅呼吸稍快；重度代酸可出现精神不振，烦躁不安，嗜睡，昏迷，呼吸深快，呼出气有酮味，口唇樱红，恶心，呕吐等。

6. 低钾血症　血清 K^+ < 3.5mmol/L ，临床特点为神经 - 肌肉兴奋性降低。

（1）精神萎靡不振，骨骼肌张力下降，腱反射减弱或消失，严重者呼吸肌受累，呼吸变浅或呼吸麻痹，平滑肌张力下降，腹胀，肠麻痹，肠鸣音减弱或消失。

（2）心肌兴奋性增高，心律失常，心肌受损，表现为心音低钝，心脏扩大，心衰，心电图表现为 T 波低平，双向或倒置，出现 U 波、Q - T 间期延长、ST 段下降。

（3）碱中毒。

（二）辅助检查

1. 大便常规　根据病原不同结果不同，可正常或见脂肪球及少量白细胞或有较多红、白细胞。

2. 大便培养　选新鲜粪便及时接种，反复送检，连续 2 次。阳性者治疗 3 天后复查，直至连续 2 次为阴性为止。

3. 大便轮状病毒检测可快速诊断。

4. 血清钾、钠、氯、血 CO_2CP，必要时做血气分析，查血钙含量。

【诊断要点】

1. 按病程诊断

急性腹泻：病程 < 2 周

迁延性腹泻：病程在 2 周 ~ 2 个月

慢性腹泻：病程 > 2 个月

2. 病因诊断

（1）感染性腹泻　包括肠道内感染（病毒、细菌、真菌、寄生虫等）、肠道外感染、抗生素相关性腹泻。

（2）非感染性腹泻　饮食因素如喂养不当、过敏、双糖酶缺陷及气候因素所致腹泻。

3. 病情诊断

（1）轻型腹泻　仅有大便改变，无脱水及电解质改变或全身症状。

（2）重型腹泻　腹泻伴脱水和电解质改变，和（或）全身感染中毒症状。

【治疗原则】

继续进食，合理调配，维持营养；迅速纠正水、电解质平衡紊乱；控制肠道内外感染；对症治疗、加强护理、防治并发症；避免滥用抗生素。

1. 饮食调整　不需要禁食，严重呕吐者可短暂禁食数小时。饮食以维持腹泻前的喂养状态，适当减少摄入脂肪及不易消化的食物。病情好转后，逐渐恢复正常饮食。

2. 合理应用抗生素　病毒性肠炎不需用抗生素。细菌性肠炎根据病原选择抗生素，或根据药敏试验结果调整，病原不明时按临床经验用药。

3. 对症治疗

（1）肠黏膜保护剂　蒙脱石散，<1岁每次1g，1~2岁每次1.5~2g，>2岁每次2~3g，口服，每天3次。

（2）微生态疗法　双歧杆菌、类链球菌、乳酸杆菌等微生态制剂，一天2~3次。有助于恢复肠道正常菌群生态平衡，抑制病原菌的定植和侵袭。

（3）止吐　多潘立酮每次0.2~0.3mg/kg，每天3次。

（4）助消化　可用胃酶合剂等。

（5）减轻腹胀　应明确原因后对症处理，可用肛管排气方法。

（6）补锌治疗　<6婴儿每天10mg，>6月婴儿每天20mg，疗程10~14天。

（7）液体疗法

①口服补液：适用于脱水的预防及轻、中度脱水者，应用口服补盐液（ORS）进行治疗，按照轻度脱水50~80ml/kg，中度脱水80~100ml/kg，少量顿服，在8~12小时内将累积损失量补足（每次稀便后，补充一定ORS）。

②静脉补液：适用于中度以上脱水、吐泻严重或腹胀者。首先明确病因，然后制定补液方案，包括定量、定性、定速等。补液的原则可概括为"先快后慢、先浓后淡、先盐

后糖、见尿补钾、防惊补钙"。脱水的治疗要从累积损失量、继续损失量和生理需要量 3 个方面考虑，见表 11 - 4。

表 11 - 4　液体疗法

累积损失量			继续损失量	生理需要量	总量（ml/kg）
定量（ml/kg）	轻度	30 ~ 50	10 ~ 40	60 ~ 80	90 ~ 120
	中度	50 ~ 100			120 ~ 150
	重度	100 ~ 120			150 ~ 180
定性	低渗性	2/3 张	1/3 ~ 1/2 张	1/4 ~ 1/5 张	
	等渗性	1/2 张			
	高渗性	1/3 ~ 1/5 张			
定速	约每小时 8 ~ 10 ml/kg，重度脱水伴有休克者应先扩容，以改善血循环及肾功能，一般用 2：1 液 20ml/kg，总量不超过 300ml，在 30 ~ 60 分钟内快速输入				
时间	8 ~ 12 小时内		后 8 ~ 12 小时	24 小时	

第三节　常见发疹性疾病

一、麻疹

【概述】

麻疹是麻疹病毒所致的小儿常见的急性呼吸道传染病。以发热、上呼吸道卡他症状、结膜炎、麻疹黏膜斑及红色斑丘疹、疹后留色素沉着伴糠麸样脱屑为主要临床表现。

【临床表现】

（一）典型表现

1. 潜伏期大多数为 6～18 天（平均 10 天）。

2. 前驱期一般为 3～4 天，在发热同时出现咳嗽、流涕、喷嚏、咽部充血等卡他症状，在发热后 2～3 天，在患者着第一下磨牙相对应的颊黏膜上，可见麻疹黏膜斑，多于出疹后 1～2 天消失，对麻疹的早期诊断有重要意义。

3. 出疹期多在发热后 3～4 天出现，先出现于耳后、发际、颈部，逐渐蔓延至额面、躯干及四肢，最后到达手心足底，2～5 日出齐。疹形是玫瑰色斑丘疹，继而颜色加深呈暗红色，可融合呈片，疹间可见正常皮肤，不伴痒感。此期全身毒血症状及呼吸道症状加重，此期肺部有湿性啰音。

4. 恢复期为皮疹出齐后，病情开始减轻，皮疹按出疹顺序开始消退。体温常于 1～2 日降至正常，食欲、精神等其他症状也随之好转。皮肤有糠麸状脱屑及棕色色素沉着，对麻疹有回顾性诊断价值。

（二）不典型麻疹

1. 轻型麻疹　见于有一定免疫力的病儿，临床症状轻，如发热、上呼吸道症状不明显。常无麻疹黏膜斑，皮疹稀疏、色淡，疹退后五色素沉着或脱屑，病程约 1 周，无并发症。

2. 重型麻疹　见于体弱多病、免疫力低下如营养不良、肾上腺皮质激素使用者，或继发严重感染者。常表现为：中毒性麻疹、休克性麻疹、出血性麻疹和疱疹性麻疹。上述各种表现常混合存在。

（三）实验室检查

1. 血常规　血白细胞总数正常或减少，淋巴细胞相对增多。

2. 病原学检查 取鼻咽拭子作涂片镜检可找到多核巨细胞；检测麻疹抗原及血清特异性抗体，均可早期诊断。

【诊断要点】

根据麻疹接触史、前驱期出现麻疹黏膜斑、皮疹形态和出现顺序、出疹与发热关系、退疹后皮肤脱屑及色素沉着等特点，诊断较容易。前驱期鼻咽分泌物检测麻疹抗原及血清特异性抗体有助于早期诊断。在出疹 1～2 天时用 ELISA 法测出麻疹抗体可确诊。

【治疗原则】

无特殊治疗，治疗原则是：加强护理，对症治疗，防治并发症。

（1）一般治疗 卧床休息，保持室内空气流通，注意温度和湿度。保持眼、鼻、口腔和皮肤的清洁，避免强光刺激。给予容易消化富有营养的食物，补充足量水分。

（2）对症治疗 体温不过高者一般不退热。若体温过高可适当降温或用小剂量退热药，以免骤然退热致皮疹隐退，烦躁可适当给予镇静剂。频繁剧咳可用祛痰止咳剂或超声雾化吸入。继发细菌感染可给予抗生素。

（3）中医治疗 前驱期以"辛凉透表"为主，出疹期以"清热解毒、透疹"为主。

二、幼儿急疹

【概述】

为人类疱疹病毒 6 型所致。好发于婴幼儿，尤以 6 个月～1 岁婴儿多见。

【诊断要点】

1. 临床表现 潜伏期 8～15 天。起病急，突然高热

39～41℃，呈稽留热或弛张热，可伴高热惊厥，但患儿一般情况良好。可有轻微上呼吸道症状或胃肠炎表现，常见头部、颈部淋巴结肿大。高热持续 3～5 天，常骤然降至正常，热退疹出是本病突出特征。皮疹为鲜红色斑疹或斑丘疹，以躯干多见，面部、四肢较少，多在 24 小时内出齐，经 1～2 天退疹。疹退后无色素沉着，不脱屑。

2. 实验室检查　常见白细胞减少，淋巴细胞增多。

【治疗原则】

本病为自限性疾病，尚无特效药物，应加强护理，对症治疗。

三、水痘

【概述】

水痘是一种传染性极强的儿童期出疹性疾病，是由水痘－带状疱疹病毒引起的急性呼吸道传染病，通过接触或飞沫传染。以皮肤和黏膜分批出现、同时存在的斑疹、丘疹、水疱和结痂为特征，全身症状轻，冬春季多发。

【临床表现】

1. 典型水痘　潜伏期多为 2 周左右。前驱期仅 1 天左右，表现为发热、全身不适、食欲不振等。次日出现皮疹，初起于躯干部，继而扩展至面部及四肢，四肢末端稀少，呈向心性分布一。开始为红色斑丘疹或斑疹，数小时后变成椭圆形水滴样小水痘，周围红晕。约 24 小时内水疱内容物变混浊，且疱疹出现脐凹现象，水疱易破溃，2～3 天内迅速结痂。病后 3～5 天内，皮疹陆续分批出现，瘙痒感较重。同一时间内可见上述四种形态皮疹同时存在。皮疹脱痂后一般不留瘢痕。黏膜皮疹可出现在口腔、眼结膜、生殖器等处，易破溃形成浅溃疡。水痘多为自限性疾病，10 天左右自愈，一般患者全身症状和皮疹均较轻。

实验室检查：外周血白细胞计数正常或稍低。起病 3 日内，取新鲜疱疹液可分离出病毒，或用免疫荧光检查病毒抗原或血清水痘带状疱疹病毒抗体 IgM 检测等。

【诊断要点】

出现典型的水痘疹者（斑疹、丘疹、水疱及结痂），诊断不难。必要时取水痘疱疹液、咽部分泌物及血液做病毒分离，但阳性率不高。目前临床广泛应用外周血检查抗原、抗体，方法敏感、可靠。

【治疗原则】

此病为自限性疾病，主要采用对症处理。注意皮肤清洁卫生，避免指甲抓破水痘继发感染。疱疹可涂喷阿昔洛韦乳膏，用炉甘石洗剂止痒。重者可用抗病毒药阿昔洛韦一次 10～20mg/kg，每天三次静滴。禁止使用肾上腺皮质激素，正在使用者应在许可情况下，尽快减至生理剂量，必要时停用。

四、手足口病

【概述】

手足口病是是由多种肠道病毒引起的常见传染病，以婴幼儿发病为主。大多数患者症状轻微，以发热和手、足、口腔等部位的皮疹或疱疹为主要特征。引起手足口病的肠道病毒包括肠道病毒 71 型（EV71）和 A 组柯萨奇病毒 16 型、埃可病毒等。

【临床表现】

轻症病例：由于口腔溃疡疼痛，患儿流涎拒食；口腔黏膜疹出现较早，初为粟米样斑丘疹或水疱，周围有红晕，舌及两颊部，唇齿侧也常发生。手、足等远端部位出现或平或凸的斑丘疹或疱疹，疱疹呈圆或椭圆形，扁平凸起，内有混浊液体，长径与皮纹走向一致，斑丘疹在 5 天左右由红变暗，然后消退。手、足、口病损在同一患者不一定全部出现。

重症病例：少数病例（尤其是 7～12 个月者）。

有手足口病临床表现的患者，同时伴有以下表现：①持续高热（体温 38℃ 以上），呕吐；②神经系统症状（肌阵挛，脑炎、无菌性脑膜炎、急性迟缓性麻痹）；③呼吸循环系统症状（心肌炎、心力衰竭、肺水肿、肺出血）。

手足口病流行地区的婴幼儿虽无手足口病典型表现，但有发热伴肌阵挛，或脑炎、急性迟缓性麻痹、心肺衰竭、肺水肿等。

患者病情进展迅速，大多高热，可无皮疹，在发病后 3～5 天出现中枢神经系统、呼吸系统、循环系统严重并发症。

死亡原因主要为脑水肿、脑疝，中枢性呼吸、循环衰竭。

【辅助检查】

1. 血常规　普通病例白细胞计数正常或降低，重症病例白细胞计数可明显升高。

2. 血生化检查　部分病例可有轻度 ALT、AST、CK - MB 升高，重症病例可有肌钙蛋白（cTnI）、血糖升高。CRP 一般不升高。

3. 脑脊液检查　外观清亮，压力增高，白细胞增多，蛋白正常或轻度增多，糖和氯化物正常。

4. 病原学检查　肠道病毒（CoxA16、EV71 等）特异性核酸阳性或分离到肠道病毒。咽、气道分泌物、疱疹液、粪便阳性率较高。应及时、规范留取标本，并尽快送检。

5. X 线胸片　可表现为双肺纹理增多，网格状、斑片状阴影，重症病例可出现肺水肿、肺出血征象，部分病例以单侧为著。

6. 磁共振　神经系统受累者可有异常改变，以脑干、脊髓灰质损害为主。

【诊断要点】

在流行季节发病，常见于学龄前儿童，婴幼儿多见。普通病例有发热伴手、足、口、臀部皮疹，即可诊断。部分病例可无发热。重症病例皮疹不典型，临床诊断困难，需结合病原学或血清学检查做出诊断。具有以下特征，尤其3岁以下的患者，有可能在短期内发展为危重病例，应密切观察病情变化，进行必要的辅助检查，有针对性地做好救治工作。①持续高热不退。②精神萎靡、呕吐、肌阵挛、肢体无力、抽搐。③呼吸、心率增快。④出冷汗、末梢循环不良。⑤高血压或低血压。⑥外周血白细胞计数明显增高。⑦高血糖。

【治疗原则】

1. 预防为主，保持良好的卫生习惯，勤洗手、不喝生水、不吃生食；积极进行预防接种。

2. 早发现、早治疗最为关键。

3. 注意隔离，专辟诊室接诊，避免交叉感染，接诊过程中使用的非一次性物品要擦拭消毒，接诊、护理每一位患儿后，认真洗手或手消毒，患儿使用过的物品应消毒或销毁，适当休息，清淡饮食，做好口腔和皮肤护理。

4. 对症治疗　发热、呕吐等给予中西医结合治疗。内环境稳定，营养支持。降低颅内压，呼吸支持，循环支持。酌情应用激素、丙种球蛋白。

5. 病原治疗　利巴韦林，10～15mg/kg，口服或静脉注射，疗程5～7天；干扰素喷雾或雾化治疗；利巴韦林应关注其不良反应和生殖毒性。

6. 中医辨证论治　手足口病属"瘟疫，温热夹湿"范畴，出疹期以清热解毒、化湿透邪为主，选择相应功效中成药。

第四节 新生儿黄疸

【概述】

新生儿黄疸又称新生儿高胆红素血症，为新生儿期最常见的表现之一。生后 1 周内，足月儿黄疸发生率为 60%，早产儿为 80%。新生儿黄疸分为生理性黄疸和病理性黄疸，须区分两者以及时处理病理性黄疸，防止胆红素脑病等的发生。

【临床表现】

（一）新生儿生理性黄疸与病理性黄疸的鉴别

新生儿生理性黄疸与病理性黄疸的鉴别，见表 11-5。

表 11-5 生理性黄疸和病理性黄疸的鉴别

	生理性黄疸	病理性黄疸
黄疸出现时间	足月儿生后 2~3 天 早产儿生后 3~5 天	生后 24 小时内
总胆红素	足月 <221μmol/L （12.9mg/dl） 早产 <257μmol/L （15mg/dl）	足月 >221μmol/L （12.9mg/dl） 早产 >257μmol/L （15mg/dl）
每日血清胆红素升高	<85μmol/L （5mg/dl）	>85μmol/L （5mg/dl）
结合胆红素	<34μmol/L （2mg/dl）	>34μmol/L （2mg/dl）
黄疸持续时间	足月儿≤2 周 早产儿≤3~4 周	足月儿 >2 周 早产儿 >4 周
退而复现	无	有
一般情况	良好	差，伴有原发病的症状

（二）新生儿病理性黄疸的常见病因分类

1. 感染性

（1）新生儿肝炎　大部分为宫内感染；以病毒感染为主，常见有巨细胞病毒、乙肝病毒等；可引起未结合胆红素和结合胆红素同时增高。

临床特点：一般1周后出现黄疸，大便时黄时白，小便深，可出现消化道症状，如厌食、呕吐，肝大，肝功能异常等。

（2）新生儿败血症　由细菌感染引起，常见有大肠杆菌、葡萄球菌；可于产前、分娩过程及产后入侵；以未结合胆红素增高为主。

临床特点：患儿黄疸加重或退而复现，伴有局部感染或感染中毒表现。

2. 非感染性

（1）新生儿溶血症　由于母婴之间血型（ABO、Rh等系统）不合引起的同族免疫性溶血，ABO溶血病最常见，占新生儿溶血病的85%，其次为Rh溶血病，约14.6%；ABO血型不合多发生在母O型、婴儿A型或B型，50%在第一胎发病；Rh血型不合以RhD溶血最常见，多发生在母亲为Rh阴性、婴儿为Rh阳性的情况下，一般不发生在第一胎（极少数例外）。新生儿溶血症主要为未结合胆红素升高，如溶血严重者可造成胆汁淤积，导致结合胆红素升高。

临床特点如下。①黄疸：颜色鲜明有光泽呈橘黄或金黄色，多数ABO溶血病的黄疸在生后第2~3天出现，而Rh溶血病一般在24小时内出现并迅速加重。②贫血：轻重不一，可达不到贫血标准，严重致心力衰竭。③肝、脾肿大：Rh溶血病患儿多有不同程度的肝脾增大，ABO溶血病很少发生。④胎儿水肿：Rh 溶血造成胎儿重度贫血，甚至心力衰竭。重度贫血、低蛋白和心力衰竭可导致全身水肿，为胎儿水肿。⑤胆红素脑病：又称核黄疸，指血清未结合胆红素 > 342μmol/L（20mg/dl）时，透过血 – 脑屏障引起的中枢神经系统损害。核黄疸发生与间接胆红素水平及游离状态、血 – 脑屏障等有关，故早产儿更易发生，一般出生后 1 ~ 7 天发生。临床分为四个时期，分别为警告期：少吃、嗜睡、反应低下、肌张力下降、吸吮拥抱反射减弱，持续 12 ~ 24 小时。痉挛期：双眼凝视、角弓反张、惊厥、发热等，持续 12 ~ 48 小时。恢复期：吃奶及反应好转，抽搐次数减少，角弓反张逐渐消失，肌张力逐渐恢复，此期约持续 2 周。后遗症期：智力下降，核黄疸四联征——手足徐动、听力障碍、眼球活动障碍、牙釉质发育不良，可持续终生。

（2）新生儿胆道闭锁　宫内感染所致，生后发生胆管炎，胆管纤维化致胆管闭锁；结合胆红素升高较为突出。

临床特点：生后 2 周表现明显，大便逐渐转白以至呈白陶土样大便，尿色深，肝脏进行性增大，脂溶性维生素 A、D、E、K 吸收障碍引起相应临床症状。

（3）母乳性黄疸　β – 葡萄糖醛酸苷酶增高致肠肝循环增加导致，主要为未结合胆红素升高。

临床特点：一般 4 ~ 7 天开始出现，持续 1 ~ 4 月，停母乳 3 ~ 5 天，胆红素水平下降 50%。母乳性黄疸可继续吃母乳，必要时暂停母乳或加光疗。

（4）遗传性疾病　红细胞葡萄糖 – 6 – 磷酸脱氢酶（G – 6 – PD）缺陷病引发溶血，如蚕豆病；遗传性球形红细胞增多症所致溶血，主要为未结合胆红素升高。

临床特点：黄疸、贫血。

【诊断要点】

1. 病史 根据黄疸出现时间、发展速度、粪便及尿液颜色、家族史、生产史，考虑相关疾病。

（1）黄疸出现时间 ①＜24小时，新生儿溶血症；②2~3天，生理性黄疸、新生儿ABO溶血症；③4~7天，母乳性黄疸、新生儿败血症；④＞7天，母乳性黄疸、新生儿败血症、新生儿肝炎、胆道闭锁等。

（2）黄疸发展速度 新生儿溶血症进展较快；新生儿肝炎及胆道闭锁进展较慢而持久。

（3）粪便及尿颜色 新生儿肝炎患儿小便深；胆道闭锁患儿大便逐渐变浅，呈白陶土样大便。

（4）家族史 G-6-PD缺陷病、乙肝等患儿常有家族史。

（5）生产史 胎膜早破、产程延长等可导致产时感染引起新生儿败血症。

2. 实验室检查

（1）血常规 血红蛋白可正常或降低，网织红细胞增高，有核红细胞＞（2~10）/100白细胞。

（2）尿二胆 尿胆红素增高可为肝性、肝后性黄疸；尿胆原增高提示溶血性黄疸。

（3）大便 白陶土样大便多为胆道闭锁；颜色深可为溶血性黄疸。

（4）溶血症血清学检查 子血ABO及Rh血型检测；溶血三项实验（抗人球蛋白试验、抗体释放试验、游离抗体试验。）

（5）根据可能病因选择 血培养、尿培养、肝功能、B超。

【治疗原则】

（一）对因治疗

1周内尽快有效处理溶血症和其他原因引起的严重黄疸以防止胆红素脑病的发生；2～3个月内确定胆道闭锁以进行相关手术治疗。

（二）对症治疗

积极治疗高胆红素血症、预防胆红素脑病。

1. 光疗

（1）方法　蓝光效果最好，照射12～24小时起效。

（2）注意事项　补充维生素 B_2 每天3次，一次5mg；补足水分；遮盖眼睛及会阴；持续照射时间 <3天。

（3）不良反应　发热、腹泻、皮疹、核黄素缺乏、青铜症。

2. 药物治疗　静脉丙种球蛋白（溶血症）；葡萄糖；白蛋白、血浆；碳酸氢钠；活性炭、十六角蒙脱石、肠道微生态药；苯巴比妥钠、尼可刹米。

3. 换血疗法

（1）指征　①产前已明确诊断为新生儿溶血病，出生后脐血 Hb <120g/L，或脐血胆红素 >68μmol/L；伴胎儿水肿、肝脾肿大和心力衰竭者；②足月儿血清总胆红素 >342μmol/L（20mg/dl）或出生12小时内胆红素上升 >12μmol/L/h；③出现胆红素脑病的早期表现（警告期）；④早产儿及上一胎溶血严重者放宽指征。

（2）血源　可用新生儿同型血。

（3）换血量　2倍于患儿血。

（三）禁用药

磺胺异噁唑（SIZ），维生素 K_3、维生素 K_4。

（四）纠正不利因素

饥饿、缺氧、便秘、失水、体内出血。

第五节　小儿惊厥

【概述】

小儿惊厥是由多种病因所引起的全身或局部骨骼肌突然发生的不自主收缩，多伴有意识障碍。小儿惊厥是儿科常见急症，发生率是成人的 10~15 倍，尤以婴幼儿多见。

【常见病因】

小儿惊厥的常见病因，见表 11-6。

表 11-6　小儿惊厥的常见病因

	感染性	非感染性
颅内	脑膜炎：化脓性、结核性、病毒性、霉菌性 脑炎：病毒性、免疫性 脑寄生虫病、脑脓肿	颅脑损伤与出血 颅脑发育畸形 颅内占位性病变 癫痫的惊厥性发作
颅外	热性惊厥 感染中毒性脑病 其他：破伤风等	代谢性： 电解质紊乱（低钙、低镁、低钠、高钠）；特发性低血糖症；遗传代谢性疾病，维生素（B_1、B_6、D、K）缺乏 中毒：毒鼠药、农药等 其他：高血压脑病等

【临床表现】

1. 典型表现　突然发作，双眼凝视、斜视或上翻或眼睑反复抖动，头后仰或斜向一侧，伴有不同程度的意识改变，全身骨骼肌非自主性、持续性、强直性收缩，继之发生阵挛性收缩，不同肌群交替收缩，持续数秒或数分钟。可伴有喉痉挛、呼吸暂停、大小便失禁，发作停止后多入睡。

2. 不典型表现　新生儿及小婴儿惊厥常有微小发作。

3. 热性惊厥（FS）　是小儿时期最常见的惊厥性疾病，分单纯性和复杂性热性惊厥。见表 11 – 7。

表 11 – 7　热性惊厥的分型

	单纯性 FS（典型性 FS）	复杂性 FS
发病率	FS 中 80%	FS 中 20%
首发年龄	大多在 6 月～3 岁，6 岁后罕见	任何年龄，可 <6 月，或 >6 岁
发作时间、体温	大多于病初体温骤升时（>39 ℃）	可为低热（< 38 ℃）或无热
发作形式	全身性发作	局限性或不对称性发作
发作次数	在一次热程中仅有一次惊厥发作（2/3），少数 2 次（1/4～1/3）	反复多次（丛集式发作：24 小时内反复发作≥2 次）
持续时间	发作时间短暂，多数 5～10 分钟内。醒后不留任何异常神经征	发作时间长（>15 分钟）。遗留异常神经征
家族史	可有高热惊厥家族史	可有癫痫家族史
预后	好，继发癫痫少	差，继发癫痫发生率高

4. 惊厥持续状态　惊厥持续 30 分钟以上，或两次发作间歇期意识不能完全恢复者，多表现为强直 – 阵挛性发作；惊厥持续状态为惊厥的危重型，常导致惊厥性脑损伤。

【诊断要点】

1. 病史　根据年龄、季节、是否有发热、惊厥严重程度等考虑相应疾病。

（1）年龄　新生儿期颅脑损伤、颅内畸形、颅内感染、代谢紊乱；1～6 月颅内感染、低钙、婴儿痉挛；>6 月热性惊厥、颅内感染、中毒性脑病、惊厥样癫痫发作、颅脑外伤。

（2）季节 夏秋季节发生，常见于中毒性菌痢、乙脑、低血糖症等；冬春季节常见于流脑、肺炎、中毒性脑病、维生素 D 缺乏性低钙惊厥等。

（3）是否伴发热 无热者大多非感染性，但≤3 月幼婴、新生儿以及休克者例外；发热者大多为感染性，但惊厥持续状态可致体温升高。

（4）惊厥严重程度 顽固、反复、持续状态提示颅内病变。

2. 体格检查 包括患儿体温和生命体征，意识状态，有无脑膜刺激征及锥体束征，有无原发疾病、瘀点瘀斑、休克、心律失常等。

3. 辅助检查 根据可能病因选择。

（1）实验室检查 三大常规检查、脑脊液检查、血气分析及血清电解质测定等。

（2）影像学检查 头颅 X 线平片、头颅超声波、脑电图、头颅 CT、核磁共振（MRI）等。

【治疗原则】

1. 急救操作 一旦发现惊厥患儿，立即使患儿平卧，头偏向一侧，头下放置柔软的物品。解开衣领，松解衣物，清除患儿口鼻分泌物、呕吐物等，保持呼吸道通畅。用缠有纱布的压舌板放于上下齿之间，以防唇舌咬伤，必要时用舌钳将舌拉出，以免舌后坠，引起窒息。必要时给予吸痰器吸痰，操作时动作轻柔、快捷。备好抢救器械和药品，当惊厥出现持续状态，心跳和呼吸骤停时，能快速有效地施行心、肺、脑复苏操作。

2. 控制惊厥 ①地西泮（安定），为首选药物，一次 0.3～0.5mg/kg，一次最大剂量不超过 10mg，缓慢静注，

30分钟后可重复一次。优点为见效迅速（1~3分钟内见效），对85%~90%发作有效，缺点为维持疗效短暂(0.5~1小时)，特异体质性可抑制呼吸。②苯巴比妥钠（鲁米那），一次5~10mg/kg，肌注或静滴，肌注20~30分钟、静注5~10分钟见效，静脉注射时可先给负荷量20mg/kg，24小时后给予维持量3~5mg/（kg·d）。③其他药物有10%水合氯醛、氯硝西泮、劳拉西泮、苯妥英钠、丙戊酸钠。

3. 治疗脑水肿　20%甘露醇、呋塞米、地塞米松。

4. 一般治疗　严密监测患者生命体征；保持呼吸道通畅，积极纠正缺氧；维持水电解质平衡和营养，有脑水肿者，液体入量控制在30~60ml/（kg·d），量出为入，入量稍低于出量。有循环障碍者应按"边补边脱"原则，使患儿呈轻度脱水状态。

5. 病因治疗　FS使用降温药物，常用布洛芬和对乙酰氨基酚。

第十二章　传染病

第一节　病毒性肝炎

【概述】

病毒性肝炎（viral hepatitis）是由多种肝炎病毒引起的，以肝脏损害为主的一组全身性传染病。主要有甲型、乙型、丙型、丁型、戊型五种肝炎病毒。其中甲型和戊型肝炎经粪－口传播，多表现为急性感染；乙型、丙型、丁型主要经血液、体液等胃肠外途径传播，部分能转为慢性肝炎，少数可进展为肝硬化和肝癌。各型病毒性肝炎临床表现相似，主要表现为乏力、纳差、厌油、恶心、腹胀、肝脾大及肝功能异常，部分病例可出现黄疸

根据临床表现病毒性肝炎可分为急性肝炎、慢性肝炎、重型肝炎、淤胆型肝炎、肝炎肝硬化和肝衰竭。

【临床表现】

潜伏期　甲型肝炎2~6周（平均4周），乙型肝炎1~6个月（平均3个月）。

（一）急性肝炎

急性肝炎包括急性黄疸型肝炎和急性无黄疸型肝炎，各型肝炎病毒均可引起。

1. 急性黄疸型肝炎　可分为三期，病程2~4个月。

（1）黄疸前期　甲型、戊型肝炎起病较急，有畏寒、发热。乙型、丙型、丁型肝炎多缓慢起病，发热轻或无发热，主要有乏力、纳差、厌油、恶心、呕吐、腹胀、肝区

痛、尿色加深等，有时有腹痛、腹泻或便秘。肝功异常表现为 ALT 升高。部分患者以发热、头痛、四肢酸痛等症状为主，类似感冒。本期持续 5~7 天。

（2）黄疸期 自觉症状减轻，发热消退，浓茶样小便，皮肤及巩膜出现黄疸，1~3 周内达高峰。可有一过性粪色变浅、皮肤瘙痒及心动过缓等梗阻性黄疸表现。肝大，质较软，肝区疼痛，有压痛和叩痛。少数患者有轻度脾大。肝功能检查 ALT 和胆红素升高，尿胆红素阳性。本期持续 2~6 周。

（3）恢复期 乏力缓解，食欲好转，腹胀等消化道症状减轻或消失。黄疸逐渐消退，肝、脾回缩，肝功能恢复正常。本期持续 1~2 个月。总病程为 2~4 个月。

2. 急性无黄疸型肝炎 除无黄疸外，其他症状和黄疸型相似。脾大较少见。肝功能轻中度异常。此型肝炎症状较轻，易被漏诊，而成为重要的传染源。病程为 2~3 个月。

（二）慢性肝炎

急性肝炎病程超过半年或原有乙型、丙型、丁型肝炎或有 HBsAg 携带史而因同一种病原再次出现肝炎症状、体征、肝功能异常者可诊断为慢性肝炎。

根据病情轻重可分为轻、中、重三度。

1. 轻度 临床症状、体征轻微或缺如，肝功能仅 1 或 2 项轻度异常。

2. 中度 症状、体征、实验室检查居于轻度和重度之间。

3. 重度 有明显或持续的肝炎症状，如乏力、纳差、腹胀、尿黄、便溏等，伴有肝病面容、肝掌、蜘蛛痣、脾大并排除其他原因且无门脉高压者。实验室检查血清

ALT 和（或）AST 反复或持续升高，白蛋白降低或 A/G 比值异常，丙种球蛋白明显升高。除前述条件外，凡白蛋白 ≤32g/L、胆红素大于 5 倍正常值上限、凝血酶原活动度 40%～60%、胆碱酯酶 <2500U/L，四项检测中有一项上述程度者即可诊断为重度慢性肝炎，详见表 12-1。

表 12-1　慢性乙型肝炎的实验室检查异常程度参考指标

项目	轻度	中度	重度
ALT 和/或 AST（IU/L）	≤正常 3 倍	正常 3 倍～正常 10 倍	>正常 10 倍
胆红素（μmol/L）	≤正常 2 倍	正常 2 倍～正常 5 倍	>正常 5 倍
白蛋白（A）（g/L）	≥35	32～35	≤32
A/G	≥1.4	1.0～1.4	<1.0
凝血酶原活动度（PTA）	>70%	60%～70%	40%～60%
胆碱酯酶（CHE）（U/L）	>5400	4500～5400	≤4500

（三）重型肝炎（肝衰竭）

重型肝炎是最严重的类型，由各型肝炎病毒均可引起。常有诱因如劳累、营养不良、精神刺激、妊娠、合并细菌感染、饮酒、应用损肝药物、重叠感染（如乙型肝炎和戊型肝炎感染）、不适时手术、并发其他急慢性疾病（如甲状腺功能亢进、糖尿病等）。主要表现为极度疲乏、严重消化道症状、神经精神症状（嗜睡、性格改变、烦躁不安、昏迷等）、明显出血现象。可出现肝臭、中毒性鼓肠、肝肾综合征等。黄疸迅速加深，肝浊音界迅速缩小。可见扑击样震颤和病理反射。肝功能异常，多数患者出现酶-胆分离现象（转氨酶轻度增高或正常，而胆红素明显增高）和凝血酶原时间（PT）显著延长及凝血酶原活动度（PTA）明显降低（＜40%）。胆红素每天上升≥17.1μmol/L或大于正常10倍。血氨升高。

根据病理组织学特征和病情发展速度，肝衰竭可分为四类。

1. 急性肝衰竭（acute liver failure ALF） 又称暴发型肝炎。起病急，发病2周内出现Ⅱ度以上肝性脑病表现。发病多有诱因，病死率高，常因肝肾功能衰竭、大出血及脑水肿、脑疝等死亡。病程一般不超过3周。

2. 亚急性肝衰竭（subacute liver failure SALF） 又称亚急性肝坏死，发病15日~26周内出现肝衰竭症状群：极度乏力、明显纳差或恶心、呕吐，黄疸迅速上升，重度腹胀及腹水，Ⅱ度以上肝性脑病症状或有明显出血现象。病程较长，常超过3周至数个月。容易转为慢性肝炎及肝硬化。

3. 慢加急性肝衰竭（acute – on – chronic liver failure ACLF） 在慢性肝病基础上出现急性肝功能失代偿，临床表现为：①极度乏力、有明显的消化道症状；②黄疸迅速加深；③出血倾向，PTA＜40%，并排除其他原因；④失代偿性腹水；⑤伴或不伴有肝性脑病。

4. 慢性肝衰竭（chronic liver failure CLF） 在肝炎肝硬化基础上，肝功能进行性减退导致的以腹水或门脉高压、凝血功能障碍和肝性脑病为主要表现的慢性肝功能失代偿。

（四）淤胆型肝炎

亦称毛细胆管炎型肝炎，急性起病，梗阻性黄疸表现，并排除其他原因引起的肝内外梗阻性黄疸者，可诊断为急性淤胆型肝炎。黄疸持续 3 周以上，在慢性肝炎、肝硬化基础上发生以下临床表现者可诊断为慢性淤胆型肝炎：主要表现为较长期的（2~4 个月或更长时间）肝内梗阻性黄疸，如常有肝大、皮肤瘙痒、粪色变浅及血清总胆红素增加，以直接胆红素为主。γ-GT、ALP、TBA 及 CHO 等升高。消化道症状较轻，以胆汁淤积为主，ALT、AST 无明显升高，PT 无明显延长，PTA >60%。

（五）肝炎肝硬化

早期可无症状和体征，单凭临床症状很难确诊，可通过影像学及病理学诊断。

按肝脏炎症活动情况分为活动性与静止性两型。①活动性肝硬化：有慢性肝炎活动的表现，乏力、消化道症状明显。ALT 升高、黄疸、白蛋白下降。伴有腹壁食道静脉曲张、肝缩小质地变硬、脾进行性增大、腹水、门静脉脾静脉增宽等门静脉高压表现。②静止性肝硬化：无肝脏炎症活动表现，症状轻或无症状，可有上述体征。

根据肝组织病理和临床表现可分为代偿性肝硬化和失代偿性肝硬化。①代偿性肝硬化 指早期肝硬化，属 Child-Pugh A 级。ALB≥35g/L，TBIL <35μmol/L，PTA >60%，可有门脉高压，但无腹水、上消化道出血、肝性脑病等；②失代偿性肝硬化：指中、晚期肝硬化，属 Child-Pugh B、C 级。有明显的肝功能异常和和失代偿表现，如腹水、上消化道出血、肝性脑病等。ALB <35g/L，TBiL >35μmol/L，PTA <60%。

未达到肝硬化标准但肝脏纤维化明显，称为肝炎纤维化。主要根据组织病理学做出诊断，B 超及血清学指标如透明质酸、层黏连蛋白等也可作为参考。

【诊断要点】

（一）流行病学资料

夏秋、秋冬出现肝炎流行高峰，或出现食物和水型爆发流行，有助于甲型和戊型肝炎的诊断。有与乙型、丙型肝炎患者密切接触史，特别是 HBV 感染的母亲所生婴儿或有输血、输入血制品病史、静脉吸毒、多个性伴侣，对乙型、丙型肝炎的诊断有参考价值。

（二）临床表现

1. 急性肝炎 发病初常有畏寒、发热、乏力、周身不适、头痛、畏食、恶心等急性感染症状，并出现腹胀、肝区痛等肝炎症状。部分患者出现黄疸、肝大。血清 ALT 显著升高，A/G 比值正常，黄疸型肝炎时血清总胆红素增高。病程不超过 6 个月。

2. 慢性肝炎 肝炎病程持续半年以上，常有乏力、食欲不振、腹胀及肝区不适等症状。可有慢性肝病面容、蜘蛛痣、肝掌及质地较硬的肝大，有时可出现脾大和黄疸。血清 ALT 反复或持续升高。

3. 重型肝炎 急性肝炎病情迅速恶化，2 周内出现 II 度以上肝性脑病者为急性重型肝炎。急性肝炎患者病程 15 日～26 周出现极度乏力、厌食、腹胀或呃逆等消化道症状，黄疸迅速加深，出血倾向明显，发生腹水、浮肿及肝性脑病，肝功能严重损害，为亚急性重型肝炎。在慢性肝炎或肝硬化基础上出现的重型肝炎为慢性重型肝炎。

4. 淤胆型肝炎 起病类似急性黄疸型肝炎，但黄疸及肝大较显著，并有粪色变浅、皮肤瘙痒及血清 ALP 升高、尿胆红素明显增多、尿胆原减少或缺如等梗阻性黄疸表现。

5. 肝炎肝硬化 多有慢性乙型或丙型肝炎病史，畏食、腹胀等消化道症状明显，有脾大及食管静脉曲张、白蛋白下降，A/G 倒置和门静脉高压等表现。

（三）辅助检查

1. 肝功能异常 主要表现为转氨酶和（或）胆红素

升高。

2. 病原学检查　肝炎病毒标志物检查有助于病原诊断。

①抗 – HAV IgM 阳性可诊断为甲型肝炎。②HBV 感染血清学标志物（HBsAg、HBeAg 等）阳性或 HBV DNA 阳性，可诊断有乙肝。③抗 – HCV IgM 和（或）HCV RNA 阳性可诊断为慢性丙型肝炎。④有现症 HBV 感染，同时抗 – HDV IgM 可诊断为丁型肝炎。⑤抗 – HEV IgM 可诊断戊型肝炎。

3. 其他检查　B 超、胃镜、CT、MRI 等检查有助于肝硬化及肝癌的诊断；必要时可做肝活检，可明确肝炎的疾病类型和严重程度。

【治疗原则】

治疗原则以适当休息、合理营养为主，可辅以适当的药物治疗。应防止过劳和精神刺激，避免饮酒和使用有肝损害的药物。应用过多肝炎治疗药物常适得其反。

（一）急性肝炎

一般为自限性，多可完全恢复。以一般治疗和对症治疗为主。急性期注意隔离。强调早期卧床休息，症状明显改善后再逐渐增加活动。临床症状消失、肝功能恢复正常后，仍应休息 1 ~ 3 个月。

饮食宜给予适合患者口味的清淡食品，并保证摄入足够的热量和维生素（B 族和 C 族）和摄入适量蛋白质（每天 1.0 ~ 2.0g/kg）。食欲差者可静脉补充葡萄糖液和维生素 C。辅以药物对症及恢复肝功能。药物不要太多，以免加重肝脏负担。

一般不需抗病毒治疗，但急性丙型肝炎例外。急性丙型肝炎易转为慢性，可早期应用干扰素治疗 24 周，同时加用利巴韦林口服；也可在医师指导下选择小分子口服抗病毒药物（DAAs）治疗。

（二）慢性肝炎

活动期患者应静养休息，稳定期可从事轻工作。饮食宜进食较多蛋白质，但应避免高糖和过高热量膳食，以防诱发糖尿病和脂肪肝。

1. 改善和恢复肝功能

（1）非特异性护肝药　维生素类、还原性谷胱甘肽、葡萄糖醛酸内酯等。

（2）降酶药　五味子、甘草提取物等。

（3）退黄类药物　丹参、茵栀黄、门冬氨酸钾镁、腺苷蛋氨酸、前列腺素 E1、低分子右旋糖酐、苯巴比妥、皮质醇激素等。皮质醇激素慎用，症状较轻，肝内淤胆严重，其他退黄药物无效，无禁忌证时可选用。

2. 免疫增强药物　目前尚缺乏特异性免疫治疗方法。主要有胸腺肽 α_1 等。

3. 抗纤维化　丹参、冬虫夏草、r-干扰素等。

4. 抗病毒药物　目的是抑制肝脏病毒复制、减少传染性、改善肝功能、减轻组织学病变、减少和延缓肝硬化肝癌发生，提高生活质量。包括以下几类。

（1）干扰素　可用于慢性乙肝、丙肝的抗病毒治疗，包括普通干扰素和长效干扰素两类。主要通过诱导宿主产生细胞因子起作用，在多个环节抑制病毒复制。

（2）核苷类抗病毒药物　用于慢性乙肝的抗病毒治疗。拉米夫定、阿德福韦酯、恩替卡韦、替比夫定等，是逆转录酶抑制剂，具有较强的抑制 HBV 复制的作用，可使 HBV DNA 水平下降或阴转、ALT 复常、改善肝组织病变。

（3）DAAs 治疗　用于慢性丙肝，特别是有干扰素、利巴韦林使用绝对禁忌，可考虑使用 DAAs 为基础的方案。

5. 中药治疗 宜结合病情辨证选用。

(三) 重型肝炎

应强调早期诊断，绝对卧床休息，及时采取以护肝治疗为基础的综合治疗措施。

1. 一般支持疗法

（1）休息 能防止病情恶化、促进康复。绝对卧床、情绪安定是治疗的重要环节。

（2）饮食 避免油腻，宜易消化食物，减少膳食中蛋白质含量，控制肠内氨的产生。食欲极差者，可静脉滴注适量葡萄糖液，并补充维生素 B、维生素 C、维生素 K 族及 ATP、辅酶 A 等。静脉输入新鲜血浆和白蛋白对缓解病情有益。注意维持水、电解质平衡，保持人体内环境稳定。禁用对肝、肾有损害的药物。

2. 促进肝细胞再生 肝细胞生长因子、前列腺素 E 等。

3. 并发症的防治

（1）防治肝性脑病 ①低蛋白饮食、保持大便通畅、口服乳果糖（lactulose）每天 30～60ml，酸化肠内容以减少氨的吸收。②定时温水洗肠（不宜用肥皂水等碱性液体）。③为减少肠道细菌分解蛋白产生氨，可服诺氟沙星等抗菌药。④乙酰谷酰胺、谷氨酸钠、精氨酸、门冬氨酸钾镁等有降血氨作用。⑤有脑水肿应及早用甘露醇、山梨醇等脱水剂。

（2）防治出血 针对凝血功能减退，可用适量止血剂及输入新鲜血浆、血液，必要时输入血小板或凝血酶原复合物等。可用奥美拉唑、雷尼替丁或法莫替丁等药以防止消化道出血。有上消化道出血时，可口服凝血酶、去甲肾上腺素、云南白药，使用垂体后叶素、巴曲酶、卡巴克洛、生长抑素等静脉滴注。必要时在内镜下直接止血（血管套扎、电凝止血、注射硬化剂等）。肝硬化出血还可手术治疗。出血抢救时应消除患者紧张情绪，并给予吸氧。

（3）肝肾综合征　避免使用各种肾损害药物，避免引起血容量降低的各种因素。可应用前列腺素 E 和多巴胺静滴并配合使用利尿药，使 24 小时尿量不低于 1000ml。大多不宜透析。对难治性腹水应尽早进行肝移植。

（4）继发感染　加强护理、消毒隔离、尽早应用抗生素，根据细菌培养和临床经验选择抗菌药物。胆系、腹膜感染选择头孢菌素、喹诺酮类。肺部感染选择去甲万古霉素。严重感染选择广谱抗生素或联合用药，同时要警惕二重感染发生。厌氧菌感染选择甲硝唑，真菌感染选择氟康唑。

4. 抗病毒治疗　乙型重型肝炎 HBV 复制活跃（ $> 10^4$ 拷贝/ml），应尽早给予核苷类似物抗病毒治疗，有助于长期治疗及预后。

5. 人工肝支持系统　非生物人工肝支持系统主要是清除血中毒性物质及补充生物活性物质。治疗后血胆红素明显下降，PTA 升高，但部分病例几天后又回到原水平。有助于争取时间让肝细胞再生或为肝移植做准备。生物性人工肝进展缓慢。

6. 肝移植　目前肝移植技术基本成熟，但因价格昂贵，供肝来源困难，排异反应等限制其临床广泛应用。适应证：①各种原因所致中晚期肝衰竭，经积极内科治疗和人工肝治疗效果欠佳；②各种类型终末期肝硬化。

（四）淤胆型肝炎

治疗同急性黄疸型肝炎。在护肝治疗的基础上，可试用泼尼松（每天 40～60mg 分次口服）或地塞米松（每天

10～20mg 静脉滴注），2 周后如血清胆红素显著下降，可逐步减量，并于 1～2 周后停药。如果经 2 周治疗胆红素无明显下降，则停药。

（五）肝炎肝硬化

可参照慢性肝炎和重型肝炎的治疗。有脾功能亢进、门静脉高压时，可考虑手术或介入治疗。

【预防】

目前只有甲肝和乙肝有疫苗可主动免疫。甲型肝炎：甲型肝炎减毒活疫苗。乙型肝炎：乙肝疫苗。

被动免疫：甲型肝炎：丙种球蛋白肌肉注射，剂量为 0.05～0.1ml/kg。注射时间不宜迟于接触后 7～14 天。乙型肝炎：注射高价乙肝免疫球蛋白（HBIG）200IU。

第二节　细菌性痢疾

【概述】

细菌性痢疾（bacillary dysentery）简称菌痢，是由痢疾杆菌引起的肠道传染病。病理变化主要以直肠、乙状结肠的炎症及溃疡为主。主要临床表现为腹痛、腹泻、里急后重和排黏液脓血便，可伴有发热及全身毒血症症状，严重者可有感染性休克和（或）中毒性脑病。

【临床表现】

潜伏期数小时至 7 天，多数为 1～2 天，临床上常分为急性、慢性两期。

（一）急性菌痢

1. 普通型（典型）　起病急、畏寒、寒战、高热，体温可达 39℃，可伴头痛、乏力、食欲减退，并出现腹痛、腹泻及里急后重。大便每天 10～20 次或以上，初为稀便或水样便，量多，1~2天后转为黏液或黏液脓血便，每次量少，里急后重更明显。体检时可有左下腹压痛，肠鸣音亢进。急性典型菌痢的自然病程为1~2周，大多数可缓解或恢复，部分患者可转为慢性。少数重症患者，尤其是体弱儿童及老年人，每日腹泻可达数十次，以至大便失禁，且常伴有脱水、酸中毒及电解质失衡。

2. 轻型（非典型）　全身毒血症状轻或无，可无发热或仅有低热。急性腹泻，大便每天不超过10次，为黏液稀便，常无脓血，轻微腹痛而无明显里急后重。病程3~7天即可痊愈，少数病人可转变为慢性。

3. 中毒型　多见于2~7岁、体质较好的儿童，起病急骤，病势凶险。分以下3型。

（1）休克型（周围循环衰竭型）　此型较多见，主要为中毒性休克的表现。由于全身微血管痉挛，微循环障碍，早期患者表现为精神萎靡、面色苍白、四肢厥冷、脉细速、血压正常或稍低，脉压小，此时神志清楚。后期患者则出现皮肤花斑，血压下降或测不出，脉搏难触及，少尿或无尿，不同程度意识障碍等。

（2）脑型（呼吸衰竭型）　由于脑血管痉挛而引起脑缺血、缺氧、脑水肿、颅内压增高，严重者可发生脑疝。临床表现主要为中枢神经系统症状，患者可出现烦躁不安、惊厥、嗜睡、昏迷、瞳孔不等大及对光反射消失等，严重者出现中枢性呼吸衰竭，表现为呼吸节律不齐、深浅不一、双吸气、叹息样呼吸、下颌呼吸及呼吸暂停。此型较为严重，病死率高。

（3）混合型　兼有以上两型的临床表现，开始表现为高热、惊厥，如抢救不及时，则迅速发展为呼吸、循环衰竭。此型病情最为凶险，病死率最高。

（二）慢性菌痢

指急性菌痢病程超过 2 个月未愈者。可分为 3 型。慢性迁延型最为常见，急性发作型次之，慢性隐匿型少见。慢性菌痢的发生可能与下列因素有关。

（1）细菌因素，如福氏志贺菌易致慢性感染。

（2）为耐药菌株感染引起慢性化。

（3）因胃肠道慢性疾病、原有营养不良及肠道分泌性 IgA 减少而致患者抵抗力下降。

（4）急性期未及时诊断及抗菌治疗不彻底者。

【诊断要点】

1. 流行病学资料　发病在夏秋季，病前有不洁饮食、不良卫生习惯或与患者接触史。

2. 临床表现　急性菌痢临床表现为发热、腹痛、腹泻、黏液脓血便以及里急后重，左下腹部有明显压痛。中毒性菌痢以儿童多见，临床表现有高热、惊厥、意识障碍及循环、呼吸衰竭，而胃肠道症状轻微，甚至无腹痛、腹泻，常需盐水灌肠取便或直肠拭子采便送检方可诊断。慢性菌痢患者则有急性菌痢史，病程超过 2 个月而病情未痊愈。

3. 粪便检查　镜检可见大量白细胞、红细胞和吞噬细胞者，确诊有赖于粪便培养出痢疾杆菌，早期多次送检可提高阳性率，应尽量在抗菌药物使用前采样。

4. 其他检查　肠镜检查有助于诊断。

【治疗原则】

（一）急性菌痢

1. 一般治疗　卧床休息，消化道隔离至临床症状消失，大便培养连续 2 次阴性。以易消化的流质为或半流质饮食为宜，忌食油腻、生冷及不易消化的食物，少进牛乳、蔗糖、豆制品等易产气和增加腹胀的饮食。注意维持水、电解质及酸碱平衡，高热、呕吐、失水者可根据病情给予口服或静脉补液。

2. 对症治疗 高热可用物理降温及退热药；腹痛明显者可用阿托品、颠茄合剂等解痉。忌用止泻药。

3. 病原治疗 有条件者最好先做粪便培养，根据药敏试验选用。

（1）喹诺酮类药物 可作为首选药物。常用环丙沙星成人 500mg，每天 2 次，疗程 3 ~ 5 天，病重或吸收不良不短于 5 ~ 7 天。也可使用加替沙星、左氧氟沙星等，不能口服者可静脉给药。由于本类药物影响骨骼发育，故孕妇、儿童及哺乳期妇女慎用。

（2）头孢菌素类 第三代头孢菌素抗菌谱广，对肠道杆菌科细菌有良好的作用，常用头孢噻肟，每次 2g，每天 2 ~ 3 次，静滴。亦可选用头孢拉定、头孢曲松、头孢哌酮等。

（3）其他 阿奇霉素、多西环素、氨苄西林、复方磺胺甲基异恶唑（SMZ－TMP）等药物。

（二）中毒性菌痢

病情较凶险，变化迅速，故必须密切观察病情变化，如意识状态、脉搏、血压、呼吸及瞳孔变化，应早期诊断及时采取综合抢救措施。

1. 病原治疗 应用有效的抗菌药物静脉滴注。成人可选用环丙沙星，0.2 ~ 0.4g 静脉滴注，每天 2 次；或氧氟沙星静脉滴注，病情好转后改为口服。儿童可选用第三代头孢菌素如头孢曲松、头孢拉啶、头孢噻肟等。

2. 对症治疗

（1）降温镇静 高热患者应积极给予物理降温，必要时给予退热药。对于高热及惊厥者，可用亚冬眠疗法，给予氯丙嗪和异丙嗪每次各 1～2mg/kg 肌注。反复惊厥者可给予安定、苯巴比妥钠肌注或水合氯醛灌肠。

(2) 休克型治疗　①扩充血容量，早期快速静脉滴注低分子右旋糖酐（成人 500ml，儿童 10～15ml/kg）或输注平衡盐液，尽可能在数小时内改善微循环。待休克好转后则继续静脉输液维持。全日补液量及成分应根据患者心、肺功能和尿量而定。②改善微循环障碍，本病为高阻低排性休克，可应用血管活性药物，常用山莨菪碱（654-2）解除微血管痉挛，成人每次 20～60mg，儿童每次 0.5～2mg/kg，或用阿托品，成人每次 1～2mg，儿童每次 0.03～0.05mg/kg 静脉注射，每 5～15 分钟静脉注射一次，至面色红润、四肢温暖、尿量增多及血压回升后减量或停用。如血压仍不回升，可用多巴胺及间羟胺或酚妥拉明等，以改善重要脏器的血流灌注。③纠正酸中毒，可用 5% 碳酸氢钠 3～5ml/kg 静脉滴注纠正酸中毒，以后参照血液生化结果酌情补充碱溶液。④保护重要器官功能，有心功能不全者，可用毛花苷丙（西地兰），成人每次 0.2～0.4mg，儿童每次 10～15μg/kg，稀释后缓慢静脉注射，必要时 6～12 小时重复应用。⑤肾上腺皮质激素应用，可短期静脉滴注肾上腺皮质激素，有利于缓解毒血症状及纠正休克。

(3) 脑型治疗　脑水肿时，可用 20% 甘露醇，每次 1～2g/kg，快速静脉推注，每 6～8 小时重复一次；可用血管活性药物以改善脑部微循环，同时给予肾上腺皮质激素有助于减轻脑水肿。呼吸衰竭时，保持呼吸道通畅、吸氧、给予呼吸兴奋剂，必要时行气管切开及应用人工呼吸器辅助呼吸。

(三) 慢性菌痢

治疗慢性菌痢应采取以抗菌治疗与增强机体免疫力和

调节肠道功能相结合的综合性措施。

1. 病原治疗 必要时联合应用两种不同类型的抗菌药物，疗程须适当延长，每一疗程 10 ~ 14 天，一般 2 ~ 3 疗程。亦可用药物保留灌肠疗法，常用 0.5% 庆大霉素、阿米卡星溶液、0.3% 黄连素、5% 大蒜素溶液、0.5% ~ 1% 新霉素液等，每次 100 ~ 200ml，每晚一次，10 ~ 14 天为一疗程。如有效可重复使用。可于灌肠液内加 0.25% 普鲁卡因以减轻症状，添加少量肾上腺皮质激素可增加药物渗透作用和减轻肠道过敏。

2. 增强机体抵抗力 避免过度劳累及情绪紧张，生活要有规律，加强锻炼，增强体质。进食易消化、富含营养、少刺激性的食物，忌食生冷、油腻及刺激性食物。积极治疗胃肠道慢性疾病或肠道寄生虫病。体弱者可用免疫调节剂。

3. 肠道菌群失调和肠功能紊乱治疗 慢性菌痢患者由于长期使用抗菌药物治疗，常有肠道菌群失调，出现腹胀、腹痛、不消化和腹泻与便秘交替等肠功能紊乱现象，根据情况给予调整，对于肠道发酵过盛者应限制乳类及豆制品的摄入。可用微生态制剂如乳酸杆菌或双歧杆菌制剂治疗，可促进肠道菌群恢复正常。有肠功能紊乱者，可给予镇静及解痉药物。

【预防】

采取以切断传播途径为主的综合预防措施。主要是搞好"三管一灭"（粪便管理、水源管理、饮食卫生管理和消灭苍蝇）。

第十三章　其他疾病

第一节　浅表软组织急性化脓性感染

一、疖

【概述】

疖，俗称"疔疮"，是单个毛囊及其所属皮脂腺的急性化脓性感染。病原菌以金黄色葡萄球菌为主，其发生与皮肤不洁、擦伤、环境温度较高或机体抗感染能力较低有关。因金黄色葡萄球菌产生凝固酶，故脓栓形成是其感染的特征之一。

多个疖同时或反复发生称为疖病，常见于抗感染能力降低如糖尿病患者或营养不良的小儿。

【临床表现】

1. 常发生于皮脂腺丰富和易受摩擦的部位，以头、面、颈、腋下、臀部等常受摩擦的部位为多见。

2. 最初为毛囊口脓疱或局部圆锥形隆起的炎性硬块，范围不超过2cm，有红、肿、痛。2～3天内，炎症继续发展，硬结增大，疼痛加剧。此后硬结逐渐变软、疼痛减轻，中央出现黄白色脓头。脓头大都能自行破溃，破溃后有少量脓液。有时感染扩散，可引起淋巴管炎、淋巴结炎。

3. 单一的疖一般无明显全身症状，但发生在面部，特别是上唇和鼻部周围的疖，若处理不当，病菌可经内眦静脉、眼静脉进入颅内，引起化脓性海绵窦静脉炎，可引起颅内感染。

4. 疖病常有发热、食欲不振等全身症状。

【诊断要点】

1. 根据疖的局部表现，一般容易诊断。

2. 对疖病应行血糖、尿糖、血常规、脓液和血细菌培养及药敏试验。

【治疗原则】

1. 疖以局部治疗为主，但全身反应较重时，也需应用抗菌药物。而疖病一般均需辅以抗菌药物。

2. 在早期未溃时切忌挤压。可做热敷、超短波、红外线等理疗，也可外敷药膏，如金黄散、玉露散或鱼石脂软膏等。

3. 已有脓头或有波动感，尚未破溃者可用苯酚点涂脓头，或用针头将脓栓剔出，也可做切开引流或药线引流。但面部疖应尽量避免作切开。严禁挤压。

4. 疖病除上述处理外，在疖隐退期，可用中药防风通圣散或三黄丸。有糖尿病者需控制血糖。

二、痈

【概述】

痈是多个相邻的毛囊及周围组织的急性化脓性感染或是由多个疖肿融合而成。病菌以金黄色葡萄球菌为主。痈比疖的炎症范围大，全身不良影响较严重。病变可累及深层皮下结缔组织，使其表面皮肤出现血运障碍甚至坏死。

【临床表现】

1. 常见于体质虚弱或糖尿病患者，老年患者多见。

2. 好发于皮肤韧厚的项、背部，俗称"对口疮"和"搭背"。有时也见于上唇和腹壁。

3. 早期疼痛多较轻，呈一小片皮肤硬肿，高出体表约1cm，与正常组织界限不清，颜色暗红，其中有几个凸出点或脓点。接着中心部位形成粟粒状脓栓，脱落很慢，破溃后塌陷呈"火山口"，溢出脓血样分泌物，不能自行愈合。

4. 患者常有轻度寒战、发热、全身不适、恶心等全身症状。局部区域淋巴结肿大、疼痛，易发生淋巴管炎、淋巴结炎和静脉炎。

5. 唇痈也有导致颅内海绵窦炎和血栓形成的危险。

【诊断要点】

1. 结合局部及全身症状，诊断本病一般不难。

2. 检查应测血常规和尿常规、脓液和血细菌培养及药敏试验。同时应注意患者有无糖尿病、心血管疾病、低蛋白血症等疾病。

【治疗原则】

1. 充分休息、加强营养，必要时使用镇静剂，原则上根据药敏试验选择有效抗生素，如青霉素、红霉素或头孢菌素类。

2. 局部早期可用金黄膏、50% 硫酸镁或 70% 酒精湿敷。

3. 已有破溃者，需做切开引流术，但唇痈不宜采用。切开一般用"＋"、"＋＋"或"川"形切口。切口应超出炎症范围少许，深达筋膜，尽量剪除坏死组织。伤口内用纱布或碘伏纱布填塞止血，并用纱布条引流。

4. 如有糖尿病，应根据病情给予胰岛素及控制饮食等治疗。

5. 全身支持疗法　严重感染者应注意营养支持，维持电解质平衡、酸碱平衡。

三、急性蜂窝织炎

【概述】

急性蜂窝织炎是皮下、筋膜下、肌间隙或深部蜂窝组织的急性弥漫性化脓性感染。致病菌主要是溶血性链球菌，其次为金黄色葡萄球菌，也可为厌氧性细菌。其特点是病变不易局限，扩散迅速，与正常组织无明显界限。

【临床表现】

临床表现因致病菌的种类、毒性及发病的部位、深浅而不同。

1. 表浅的急性蜂窝织炎　局部明显红肿、剧痛，并向四周迅速扩展，中央区域可因缺血而坏死。病变与正常皮肤无明显分界。如发生在面部、腹壁等组织较松弛的部位，疼痛可较轻。

2. 深在的急性蜂窝织炎　局部红肿不明显，常仅有局部水肿和深部压痛。但其病情严重，全身症状剧烈，可有高热、寒战、头痛、全身无力、白细胞计数增加等。

3. 口底、颌下和颈部的急性蜂窝织炎　可侵及喉、气管与纵隔，造成喉头水肿和压迫气管，引起呼吸困难甚至窒息。

4. 厌氧性链球菌、拟杆菌和多种肠道杆菌引起的蜂窝织炎　局部可检出捻发音，伴有皮肤、筋膜、蜂窝组织的进行性坏死，脓液恶臭，全身症状重。

【诊断要点】

1. 结合局部及全身症状，诊断本病一般不难。需与丹毒鉴别。

2. 检查应测定血常规、尿常规、脓液和血细菌培养及药敏试验。

【治疗原则】

1. 休息，适当加强营养。局部可用 50% 硫酸镁溶液湿热敷或金黄膏外敷，也可作紫外线或超短波治疗。

2. 必要时给予止痛退热药物。

3. 应用磺胺药或口服第一代头孢、大环内酯类或肌注、静滴青霉素、头孢菌素抗生素。

4. 一旦形成脓肿，应行切开引流。如经上述处理仍不能控制其扩散者，应做广泛的多处切开引流。

5. 口底、颌下和颈部的急性蜂窝织炎，经短期积极的抗炎治疗无效时，应及时切开减压，以防呼吸困难甚至窒息死亡。手术中有时会发生喉头痉挛，应提高警惕，并做好抢救的准备。

四、丹毒

【概述】

丹毒也称"流火"，是皮肤和黏膜网状淋巴管的急性炎症。致病菌为 β – 溶血性链球菌，好发于下肢。其特点是蔓延很快，很少有组织坏死或化脓，全身反应强烈，容易复发。

【临床表现】

1. 起病急，全身症状明显，常有头痛、畏寒、发热等。

2. 局部表现为片状红疹，颜色鲜红，中间较淡，边缘清楚且略隆起。手指轻压可使红色消退，但松压后红色即很快恢复。在红肿向四周蔓延时，中央的红色消退、脱屑，颜色转为棕黄。红肿区有时可发生水泡，呈烧灼样痛。

3. 常合并区域淋巴结肿大、疼痛。

4. 足癣或丝虫感染可引起下肢丹毒的反复发作，有时可导致淋巴水肿，甚至发展为象皮肿。

【诊断要点】

1. 结合局部及全身症状，诊断本病一般不难。

2. 检查应测血常规、血细菌培养。

【治疗原则】

1. 卧床休息，抬高患肢。

2. 局部用 50% 硫酸镁湿热敷或用抗菌药物软膏外敷。

3. 全身应用头孢类抗生素或青霉素等抗菌药物。在全身和局部症状消失后，仍应继续使用 3～5 天，以免丹毒复发。

4. 下肢丹毒伴足癣者，应积极治疗足癣，以免丹毒复发；及丹毒相关性口足癣、溃疡，应积极治疗，避免复发。

5. 复发性丹毒可用小剂量 X 线照射，每次 0.5～1Gy，每 2 周一次，共 3～4 次。

6. 注意隔离，防止交叉感染。

五、脓性指头炎

【概述】

多因刺伤后金黄色葡萄球菌等致病菌侵入，造成手指末节掌面的皮下组织化脓性感染。

【临床表现】

1. 初起指尖有针刺样疼痛，因指头皮肤与指骨骨膜有纵形纤维索形成许多密闭小腔，其压力增高，迅速出现愈来愈剧烈的疼痛，呈搏动性跳痛，下垂时加重。

2. 指端红肿或单独肿胀。深部感染脓肿形成后，局部组织张力高皮肤反而苍白。

3. 指端触痛明显。

4. 脓肿形成后穿刺可能有少量脓液。

5. 如晚期大部组织坏死，可形成慢性骨髓炎。

【诊断要点】

1. 结合局部症状，诊断本病一般不难。

2. 检查应测血常规、脓液、血细菌培养及药敏试验，同时拍片确定指骨情况。

【治疗原则】

1. 局部制动，抬高患肢。

2. 金黄散外敷。

3. 酌情全身应用青霉素类抗菌药物。

4. 穿刺如有脓肿形成，则需要切开引流。当指端疼痛剧烈、出现跳痛、皮肤苍白及指头的张力明显增高时，即使穿刺无脓液也应做切开引流，防止指骨坏死。其切开方式为在指根阻滞麻醉下，对患指做纵形切口或两侧对口引流。

第二节 急性一氧化碳中毒

【概述】

一氧化碳是无色、无味、无刺激性的气体，在空气中易扩散，中毒时不易察觉。经呼吸道进入后，导致人体内碳氧血红蛋白（HbCO）浓度升高，引起机体不同程度的缺氧表现。

【临床表现】

1. 急性中毒表现

（1）轻度 主要表现为头晕、头痛、恶心、呕吐、乏力、心悸、嗜睡等，皮肤口唇黏膜呈樱桃红色。血液 HbCO 为 $10\% \sim 30\%$。

（2）中度 患者出现呼吸困难、意识模糊甚至昏迷、谵妄、幻觉、抽搐、瞳孔对光反射和角膜反射迟钝，腱反射减弱。血液 HbCO 上升至 $30\% \sim 50\%$。

（3）重度 出现深昏迷、惊厥、颈强直，常有肺水肿、脑水肿、休克、心肌损害等，受压迫部位可出现压迫性肌肉坏死（横纹肌溶解症）。血液 HbCO 高于 50% 以上。

不及时抢救可致死，幸存者可有不同程度的神经系统后遗症。

2. 急性一氧化碳中毒迟发性脑病 部分重度中毒患者在意识障碍恢复后，经过 2 ~ 60 天的"假愈期"，再出现神经、精神的系列症状，如痴呆、谵妄或去皮质状态、偏瘫、失语、脑神经麻痹、震颤麻痹综合征、继发性癫痫等。

【诊断要点】

1. 一氧化碳接触史。

2. 中枢神经系统损害的症状。

3. 皮肤黏膜呈特征性樱桃红色，但仅见于 20% 的患者。

4. 血液 HbCO 测定结果。

5. 除外其他引起昏迷的疾病。

【治疗原则】

1. 立即将患者撤离中毒环境，转移至空气清新流动的环境中。

2. 保持呼吸道通畅，观察意识状态和监测生命体征。呼吸停止时，使用呼吸机维持呼吸。

3. **吸氧** 积极纠正缺氧，有条件应尽早行高压氧舱治疗，在 3 个大气压下吸入纯氧。

4. **防治脑水肿** 常用 20% 甘露醇，250ml 快速滴入，6 ~ 8 小时/次。也可使用呋塞米、白蛋白加强脱水。三磷腺苷、糖皮质激素有利于缓解脑水肿。

5. **控制抽搐** 首选地西泮，10 ~ 20mg 静脉推注。待抽搐停止后再静脉滴注苯妥英钠 0.5 ~ 1g，4 ~ 6 小时内重复应用。

6. **促进脑细胞代谢** ATP、辅酶 A、细胞色素 C、谷胱甘肽、维生素 C 等。

7. 对症治疗　横纹肌溶解症者应碱化尿液、适当利尿，防止肾功能衰竭。危重患者可考虑输血或血浆分离置换等方法。

8. 急性一氧化碳中毒迟发性脑病的防治　尽早采取高压氧舱疗法，早期应用糖皮质激素、氧自由基清除剂及神经细胞营养药物对症治疗。

9. 防治并发症和后遗症　必要时可行气管切开。防治压疮和肺炎。合理选用抗生素。

第三节　急性有机磷农药中毒

【概述】

有机磷农药是目前应用最广泛的农药，大多属于磷酸酯类或硫代磷酸酯类化合物，多为剧毒或高毒类。其中毒机制主要是抑制乙酰胆碱酯酶，使乙酰胆碱大量蓄积，导致胆碱能神经先兴奋后抑制的一系列以急性胆碱能危象为主的症状，严重者可因昏迷和呼吸衰竭而死亡。

【临床表现】

发病早晚与侵入的途径有密切关系。经皮肤吸收中毒，通常在接触 2～6 小时后发病，口服中毒通常发病较早，5～10 分钟首发症状有恶心、呕吐，与摄入量呈正相关。

1. 急性胆碱能危象　是急性有机磷中毒的典型表现。

（1）毒蕈碱样（M 样）症状　主要表现为副交感神经末梢兴奋所致的平滑肌痉挛和腺体分泌增加，包括恶心、呕吐、腹痛、腹泻、多汗、流泪、流涕、流涎、瞳孔针尖样大小、视力模糊、大小便失禁、心率减慢等。支气管及肺部分泌增多可致咳嗽、气促，严重者可出现肺水肿。以大汗淋漓和瞳孔针尖样大小为特征性表现。

（2）烟碱样（N样）症状　由于乙酰胆碱在横纹肌神经–肌肉接头处过多蓄积和刺激，导致颜面、眼睑、舌部、四肢及颈部出现肌纤维颤动，甚至全身肌肉强直性痉挛。患者自觉全身紧缩和压迫感，随之肌力减退和瘫痪。可因呼吸肌麻痹而导致周围性呼吸衰竭而死亡。

（3）中枢神经系统症状　头晕、头痛、疲乏、烦躁不安、谵妄、共济失调、抽搐和昏迷。可因中枢性呼吸抑制而死亡。

2. 中间型综合征　少数患者在急性中毒症状缓解后24~96小时突然发生死亡，称为中间型综合征。死亡前可有颈、上肢、呼吸肌麻痹、睑下垂、眼外展受限、面瘫等先兆症状。

3. 反跳　反跳是指AOPP患者经积极抢救治疗，临床症状转好后数天至一周病情突然急剧恶化，再次出现AOPP症状。

发病机制：其原因可能与皮肤、毛发、胃肠道或误吸入气道内残留的有机磷毒物继续被吸收或解毒剂减量、停用过早有关。

4. 迟发性周围神经病变　个别患者在重度中毒症状消失后的2~4周发生迟发性脑病，主要表现为进行性肢体麻木、刺痛、对称性手（袜）套性感觉异常，伴肢体萎缩无力。重症患者出现轻瘫或全瘫，一般下肢重于上肢。

【诊断要点】

1. 有机磷农药接触史。

2. 呼出气味有大蒜味、瞳孔针尖样大小、大汗淋漓、肌纤维颤动、肌束痉挛及意识障碍等中毒表现。

3. 全血胆碱酯酶活力下降。

4. 诊断困难时，可进行尿中有机磷分解产物测定以协助诊断。

5. 中毒程度的判断

（1）轻度　有头晕、头痛、乏力、恶心、呕吐、流涎、多汗、视物模糊、瞳孔缩小。全血胆碱酯酶活力为50%～70%。

（2）中度　除上述症状加重外，出现肌束疼挛、轻度呼吸困难、瞳孔明显缩小、步态蹒跚、轻度意识障碍。全血胆碱酯酶活力为30%～50%。

（3）重度　上述症状加重，并出现昏迷、谵妄、抽搐、肺水肿、脑水肿等。全血胆碱酯酶活力为低于30%。

【治疗原则】

1. 迅速清除毒物

（1）立即离开现场。如体表沾染，立即脱去污染的衣物，用肥皂水或清水彻底清洗皮肤、毛发及指甲。禁用热水或酒精擦洗。如眼部沾染，可用生理盐水或2%碳酸氢钠溶液持续冲洗（美曲膦酯除外）。

（2）经口中毒者，应立即反复充分洗胃。常用清水、2%碳酸氢钠溶液（美曲膦酯禁用）、1:5000高锰酸钾溶液（对硫磷禁用）。

2. 特效解毒剂　应用原则为早期、足量、联合、重复用药。尤其应重用胆碱酯酶复能药辅以适量抗胆碱能药，尽快达到阿托品化。轻度中毒亦可单独使用胆碱酯酶复能药。两种特效解毒剂合用时，应注意调整抗胆碱能药的用量，避免阿托品中毒。

（1）胆碱酯酶复能药　早期使用，中毒后半小时内使用最佳。能使乙酰胆碱酯酶恢复活力，有效解除急性中毒患者的烟碱样症状。常用药物包括氯磷定、双复磷、双解磷、碘解磷定等。

（2）抗胆碱能药　与乙酰胆碱争夺胆碱能受体，从而阻断乙酰胆碱受体，主要解除中毒患者的毒蕈碱样症状。常用药物包括阿托品和盐酸戊乙奎醚（长托宁）。使用阿托品时，应根据中毒的轻重选择适当剂量、给药途径和间隔时间，使患者尽快达到阿托品化，即临床出现瞳孔扩大、颜面潮红、口干、皮肤黏膜干燥、心率 90～100 次/分、肺部湿啰音消失等。达到阿托品化后应改为阿托品维持量，同时观察患者瞳孔、心率、皮肤及肺部啰音变化情况，及时调整用药，避免出现阿托品中毒。一旦出现意识模糊、烦躁不安、抽搐、昏迷、尿潴留、心动过速等，即提示阿托品中毒，应立即停用阿托品，使用毛果芸香碱予以解毒。

3. 对症治疗

（1）监测生命体征，维持呼吸循环系统功能。

（2）有肺水肿者除使用阿托品外，可给予利尿剂，必要时建立人工气道及机械通气。

（3）积极治疗脑水肿　考虑颅内高压者，使用 20% 甘露醇静脉滴注，也可酌情使用利尿剂，如呋塞米。

（4）输液、血液置换、血液灌流，加速毒物排出体外。

（5）防止感染。

（6）维持水、电解质和酸碱平衡。

（7）维护重要脏器的功能。

（8）密切观察病情，如发现阿托品中毒、中间型综合征等危急情况发生，应立即给予处理。

第四节　镇静催眠药中毒

【概述】

镇静催眠药是指具有镇静、催眠作用的中枢神经系统抑制药，过量服用可引起中毒，严重者可致死。一次性或短时间内服用大剂量镇静催眠药可引起急性中毒。如长期滥用镇静催眠药则可引起耐药性和依赖性而导致慢性中毒。突然停药或续迅速减量可以引起戒断综合征。

常见的镇静催眠药可分为以下四类。

1. 苯二氮䓬类 ①长效类（半衰期 > 30 小时）：氯氮䓬、地西泮（安定）、氟西泮等。②中效类（半衰期 6 ~ 30 小时）：阿普唑仑、奥沙西泮、替马西泮等。③短效类（半衰期 < 5 小时）：三唑仑等。

2. 巴比妥类 ①长效类（半衰期 24 ~ 96 小时）：巴比妥、苯巴比妥等。②中效类（半衰期 18 ~ 48 小时）：戊巴比妥、异戊巴比妥、布他比妥等。③短效类（半衰期 18 ~ 36 小时）：司可巴比妥等。④超短效（半衰期 3 ~ 6 小时）：硫喷妥钠等。

3. 非巴比妥非苯二氮䓬类 水合氯醛、格鲁米特（导眠能）、甲喹酮（安眠酮）、甲丙氨酯（眠尔通）等。

4. 吩噻嗪类（抗精神病药） 氯丙嗪、硫利达嗪、奋乃静等。

【临床表现】

（一）急性中毒

1. 苯二氮䓬类中毒 主要表现为嗜睡、头晕、言语不清、意识模糊和共济失调。中枢神经系统抑制一般较轻，很少出现长时间深度昏迷、休克及呼吸抑制等严重症状。如果出现上述严重表现，应考虑是否同时服用了其他镇静催眠药或饮酒等。

2. 巴比妥类药物中毒 中毒表现与服药剂量有关。

（1）轻度中毒 服药量为催眠剂量的 2 ~ 5 倍，表现为嗜睡、记忆力减退、言语不清、反应迟钝、判断及定向障碍。

（2）中度中毒　服药量为催眠剂量的 5～10 倍，可导致昏睡或浅昏迷，呼吸浅慢，唇、手指及眼球震颤。

（3）重度中毒　服药量为催眠剂量的 10～20 倍，可出现深度昏迷，呼吸浅慢甚至停止，血压下降，体温不升，肌张力下降，腱反射消失，还可并发脑水肿、肺水肿、急性肾衰竭等。

3. 非巴比妥非苯二氮䓬类中毒　其症状与巴比妥类中毒相似，但仍各有其特点。

（1）水合氯醛中毒　可有心律失常和肝、肾功能损害。

（2）格鲁米特中毒　意识障碍有周期性波动，有抗胆碱能神经症状，如瞳孔散大等。

（3）甲喹酮中毒　可有明显的呼吸抑制，出现锥体束征（如肌张力增强、腱反射亢进和抽搐等）。

（4）甲丙氨酯中毒　常有血压下降。

4. 吩噻嗪类中毒　最常见表现为锥体外系反应：①震颤麻痹综合征；②静坐不能；③急性肌张力障碍反应，如斜颈、吞咽困难、牙关紧闭等。此外，还可出现血压降低、肠蠕动减慢、心动过速、体温调节紊乱等。病情严重者可发生昏迷及呼吸抑制，较少出现全身抽搐。

（二）慢性中毒

长期滥用镇静催眠药可发生慢性中毒，除有轻度中毒症状外，还常伴有精神症状，如意识障碍和轻躁狂状态、智能障碍、工作及学习能力减退、人格变化等。

（三）戒断综合征

长期服用大剂量镇静催眠药的患者，若突然停药或迅速减少药量，可发生戒断综合征。主要表现为自主神经兴奋性增高、神经及精神异常，如焦虑、失眠、谵妄、癫痫样发作等。

【诊断要点】

1. 大剂量服药史。

2. 有意识障碍、呼吸抑制、血压下降等表现。

3. 血液、尿液、胃液中药物浓度测定对诊断有参考意义。

诊断时，应注意与颅脑疾病、代谢性疾病及其他中毒引起的昏迷相鉴别。必要时可对呕吐物、血液或尿液进行药物定性以协助诊断。

【治疗原则】

(一) 急性中毒的急救处理原则

1. 评估及维护重要脏器功能 维持呼吸道通畅，必要时进行气管插管、机械通气及应用呼吸兴奋剂。进行心电监护，如出现心律失常，使用抗心律失常药物。开放静脉通路，输液维持血容量。应用纳洛酮等药物促进意识恢复。

2. 清除毒物

(1) 洗胃 洗胃越早、越彻底，预后越好。服药时间超过 4~6 小时者，洗胃效果不佳。但服药剂量大者仍应洗胃。洗胃液常选择 1:5000 高锰酸钾、生理盐水或开温水。洗胃后经胃管注入活性炭混悬液，并用硫酸钠 10~15g 导泻，以减少药物的吸收。注意禁用硫酸镁溶液，因镁剂可加重对神经系统的抑制作用。

(2) 碱化尿液及利尿 对长效巴比妥类中毒有效，对吩噻嗪类中毒无效。

(3) 血液净化 危重患者可考虑血液透析、血液灌流，对苯巴比妥和吩噻嗪类药物中毒有效，但对苯二氮草类无效。

3. 特效解毒剂 巴比妥类、吩噻嗪类药物中毒目前尚无特效解毒药。氟马西尼是苯二氮䓬类拮抗剂，能通过竞争抑制苯二氮䓬类受体而阻断该类药物对中枢神经系统的作用。剂量：0.2mg缓慢静脉注射，必要时重复使用，总量可达到2mg。

4. 支持治疗。

5. 积极防治并发症，如肺炎、皮肤大疱、脑水肿、肺水肿、急性肾衰竭等。

（二）慢性中毒的治疗原则

逐渐缓慢减少药量，最终停用镇静催眠药。并请精神科医师会诊，给予心理干预和治疗。

（三）戒断综合征的治疗原则

使用足量镇静催眠药控制戒断症状，待稳定后逐渐减少药量以至停药。